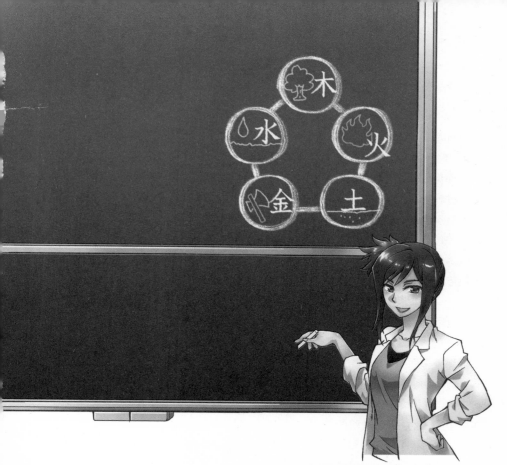

医医道来

中医原来这么有趣！

著者　[日]根本幸夫
漫画　[日]梅屋敷三田·爽心牧场
编译　王锡兰　康夫仁　高　媛
审订　宋爱莉　周永利

青岛出版集团 | 青岛出版社

前 言

日本汉方医学源自 2000 年前诞生于中国的中医学。中医学于 600 年前传入日本,不断发扬光大,在明治时代以前一直是日本医学的中坚力量。

作为发源于中医学的汉方医学,并非只是单纯地使用中药进行治疗,而是还包括通过针刺和艾灸刺激人体穴位的"针灸"、用手按揉穴位和经络的"按摩"、利用饮食对疾病进行预防和治疗的"食疗"等多种治疗手段的整合医学。

我的针灸学恩师,也是构建日本经络治疗体系的竹山晋一郎先生曾说过:"汉方医学的传承不仅仅是技术上的传承,还应该保持热情,积极地将传统医学的精神内核传递给下一代,这是一代一代人的责任和义务。"

这番话促使我从学生时代起就将探索"中药、针灸与食疗相融合的整合医学"作为自己的人生课题,至今已近 50 个年头了。

了解古人的思维方法并不难,但是如果真正深入中医学、汉方医学的世界,就会碰到很多问题。

首先,很多人对中医学、汉方医学的术语较难理解。比如,对于"虚实"的概念,存在着"身体强健就是实证,身体虚弱就是虚证"的误区。再者,用西医学的观点使用中药,忽视辨证论治的应用,在临床上也很常见。比如,尽管没有明确的"证"据,仍然采取诸如"感冒就喝葛根汤""胃痛就服安中散"这样的对症疗法,错误地以为服用中药就等同于中医疗法。

因此,我在担任横滨药科大学教授时,将我对中医学、汉方医学的理解尽可能完整透彻地传授给学生们。最近我也和横滨药科大学汉方和汉药调查研究中心的伊田喜光教授、右近保先生、外郎武先生谈道:"我们该如何把汉方医学的实质精髓传授给广大民众呢?"

本书就是一次尝试。如果本书能给爱好中医学、汉方医学的人们带来帮助,这将是我最大的荣幸。

著者

登场人物介绍

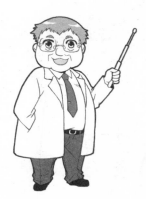

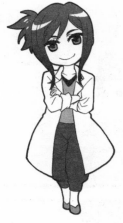

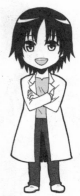

池田大学　中医药研究室室长
井田光善

研究室的大家长，有时也爱开玩笑。

池田大学　药学系四年级学生
后藤达也

因家中经营中药店，为了继承家业而进入研究室学习。虽然不太用功，但是从小耳濡目染，也积累了不少中医药知识。

池田大学
中医药研究室主任研究员
大石有纪

父亲是中医师，还是中国武术的爱好者。母亲是中药药剂师。在双亲的影响下，从小就接触中医，同时也很擅长太极拳。

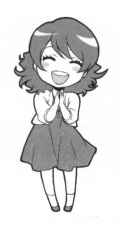

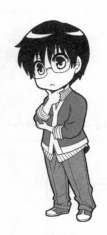

池田大学　药学系三年级学生
森　道子

和大石小姐是从小一起长大的好朋友，因崇拜大石小姐而就读药学系。对中医原本一窍不通，但因为她很勤奋，所以进步很快。

池田大学　药学系三年级学生
浅田宗男

原本专攻西医，大学一年级时患感冒很久没好，偶然服用中药后痊愈，因此对中医产生了兴趣。

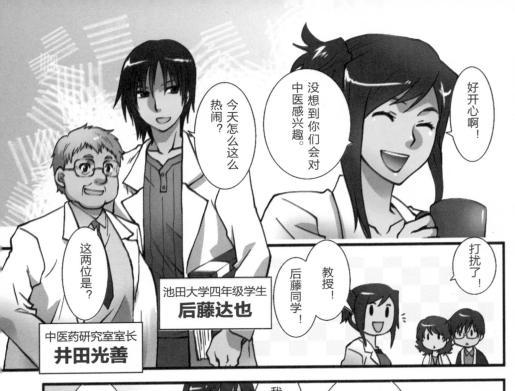

好开心啊!

没想到你们会对中医感兴趣。

今天怎么这么热闹?

这两位是?

池田大学四年级学生
后藤达也

中医药研究室室长
井田光善

打扰了!

教授!后藤同学!

这两位是对中医学感兴趣的有志青年喔。

我姓浅田!

我姓森,请多指教!

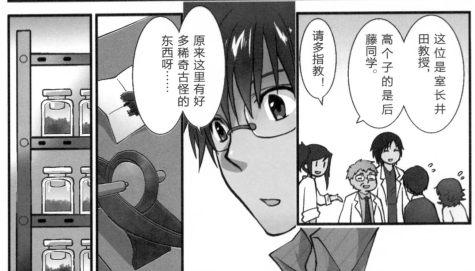

这位是室长井田教授,高个子的是后藤同学。

请多指教!

原来这里有好多稀奇古怪的东西呀……

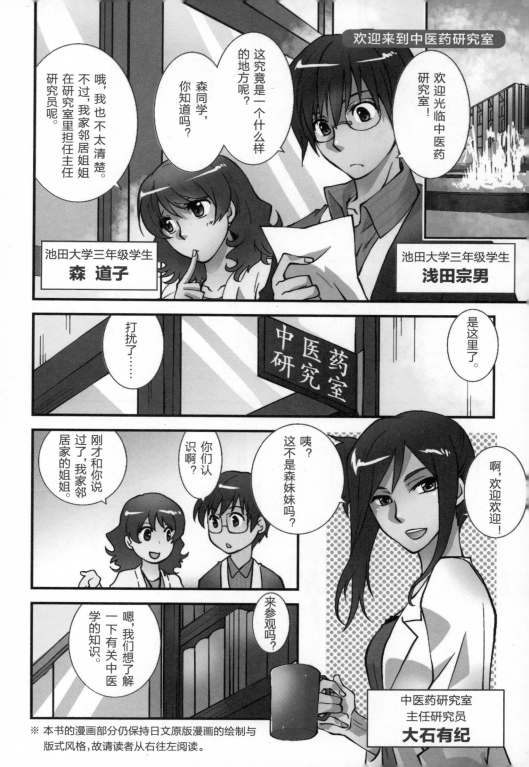

欢迎光临中医药研究室!

这究竟是一个什么样的地方呢?

森同学,你知道吗?

哦,我也不太清楚。不过,在研究室里担任主任研究员呢。我家邻居姐姐在研究室里担任主任

池田大学三年级学生
森 道子

池田大学三年级学生
浅田宗男

是这里了。

打扰了……

中医药研究室

啊,欢迎欢迎!

咦?这不是森妹妹吗?

你们认识啊?

刚才和你说过了,我家邻居家的姐姐。

来参观吗?

嗯,我们想了解一下有关中医学的知识。

中医药研究室
主任研究员
大石有纪

※ 本书的漫画部分仍保持日文原版漫画的绘制与版式风格,故请读者从右往左阅读。

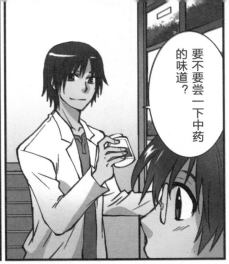

要不要尝一下中药的味道？

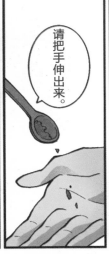

请把手伸出来。

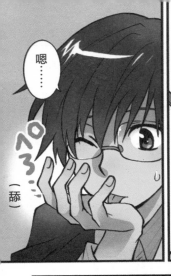

嗯……

（舔）

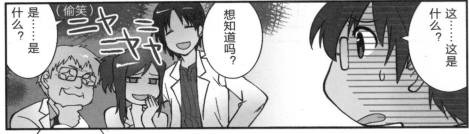

这……这是什么？

想知道吗？

（偷笑）ニヤニヤ

是什么？……是

它经过炮制，已经被加工成中药颗粒了，很安全。

那……那就好……

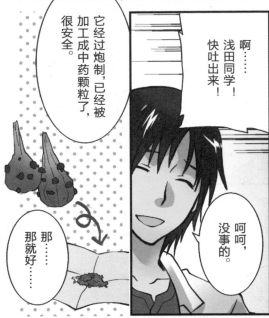

啊……浅田同学！快吐出来！

呵呵，没事的。

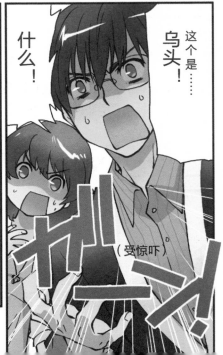

乌头！

什么！

这个是……

（受惊吓）ガーン！

※ 乌头具有散寒镇痛的功效，但要经过炮制加工去其毒性方能服用。

6

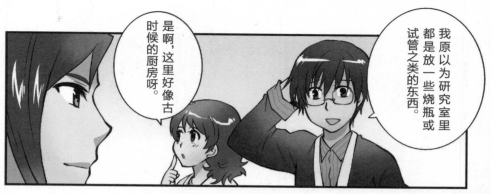

我原以为研究室里都是放一些烧瓶或试管之类的东西。

是啊,这里好像古时候的厨房呀。

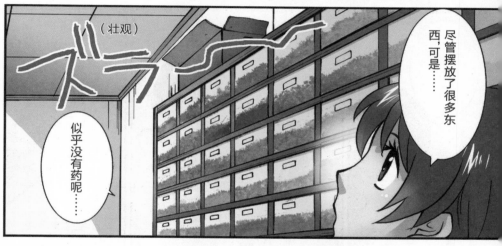

（壮观）

ズラ～

尽管摆放了很多东西,可是……

似乎没有药呢……

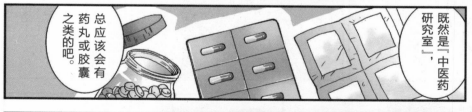

既然是『中医药研究室』,

总应该会有药丸或胶囊之类的吧。

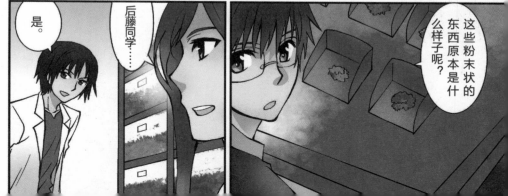

这些粉末状的东西原本是什么样子呢?

后藤同学……

是。

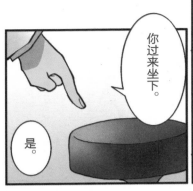

你过来坐下。

是。

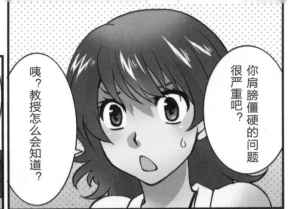

咦?教授怎么会知道?

你肩膀僵硬的问题很严重吧?

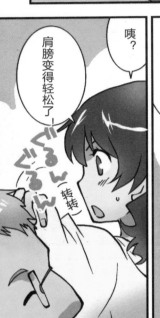

肩膀变得轻松了——

咦?

ぐるぐるぐるっ（转转）

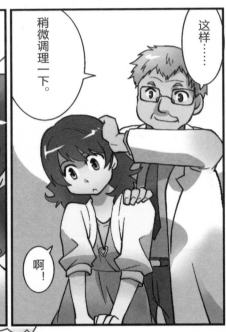

稍微调理一下。

这样……

啊!

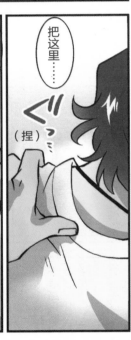

把这里……

ぐっ……（捏）

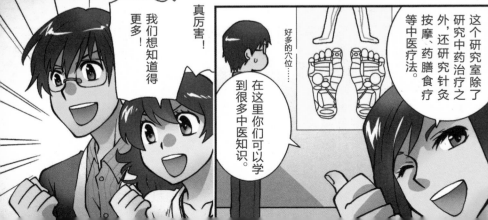

真厉害!

我们想知道得更多!

好多的穴位……

在这里你们可以学到很多中医知识。

这个研究室除了研究中药治疗之外,还研究针灸、按摩、药膳食疗等中医疗法。

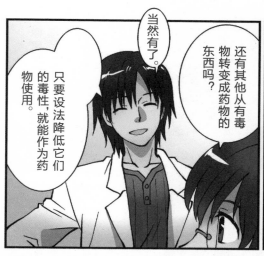

当然有了。只要设法降低它们的毒性，就能作为药物使用。

还有其他从有毒物转变成药物的东西吗？

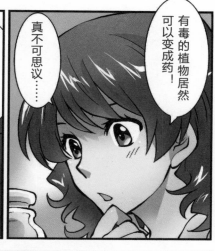

真不可思议……

有毒的植物居然可以变成药！

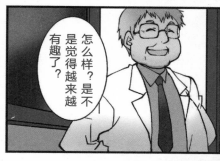

怎么样？是不是觉得越来越有趣了？

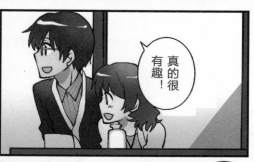

真的很有趣！

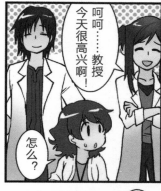

呵呵……教授今天很高兴啊！

怎么？

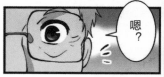

嗯？

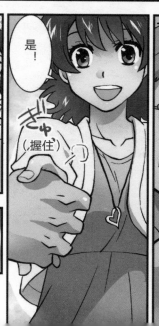

是！

ぎゅ
（握住）

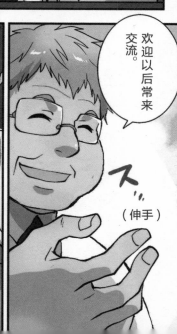

欢迎以后常来交流。

ス″
（伸手）

中医学是提高人体自然治愈力的整体医学

大家是否有过感冒时出了很多汗，很快烧就退下来，没有吃药感冒就好了的经历呢？

这是因为我们人体本身就具有自我调整、恢复健康的能力，即所谓的"自然治愈力"。人体会以发热、出汗的方式，将废旧毒素（坏物质）杀灭或排出体外，代之以新的生命物质，这是新陈代谢的过程。

中医学就是一门促进新陈代谢，提升人体自愈力的整体医学。与着眼于局部患处的现代医学不同，它通过调动人体的整体机能，改善新陈代谢，从而激发全身自愈能力，起到防病治病的效果。

在治疗上，中医以中药为主，配合针灸、按摩、药膳、导引等方法。比如说：感冒了可以服中药；颈肩腰背痛可以针灸；药膳作为一种食补疗法，只需活用身边的常用食材，实用、简单、易操作。

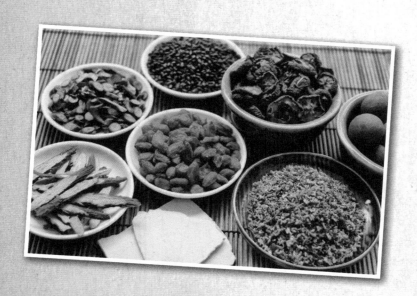

中医的常用疗法

中医就存在于我们的生活中，实用，易掌握，而且疗效肯定。

中药

除了需要煎煮的中药饮片外，还有"归脾丸"等中成药制剂，服用非常方便。

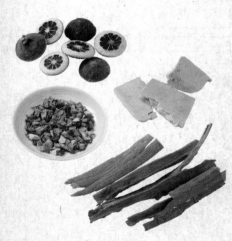

针灸

针灸是一种大家非常熟悉的治疗方法，也受到运动选手们的欢迎。现在市面上也出现了适合在家庭中方便使用的简易灸，比如灸贴、艾绒柱。

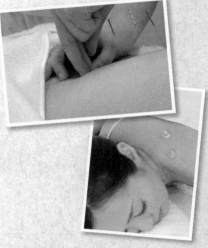

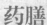

药膳

药膳就是把中药与某些具有药用价值的食物相配伍，融入食品的制作中，使之既具有较高的营养价值，又可防病治病、保健强身、延年益寿。比如，生姜、萝卜、山药、黑豆等常见食材就具有一定的药效。

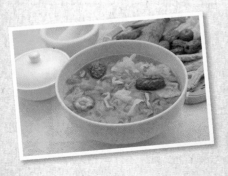

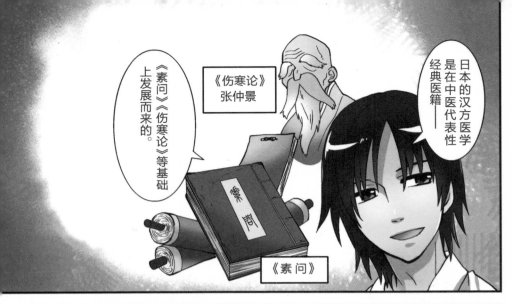

日本的汉方医学是在中医代表性经典医籍——

《伤寒论》张仲景

《素问》《伤寒论》等基础上发展而来的。

《素问》

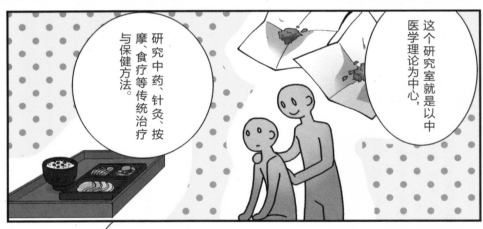

这个研究室就是以中医学理论为中心，

研究中药、针灸、按摩、食疗等传统治疗与保健方法等。

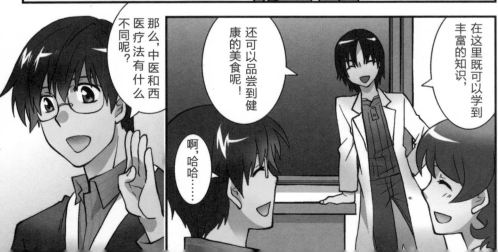

在这里既可以学到丰富的知识，

还可以品尝到健康的美食呢！

那么，中医和西医疗法有什么不同呢？

啊，哈哈……

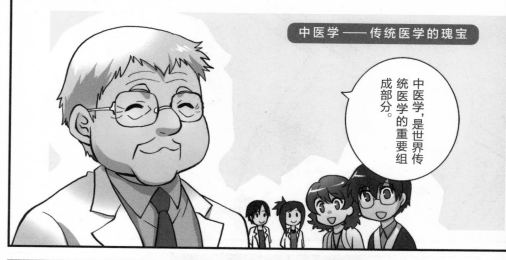

中医学，是世界传统医学的重要组成部分。

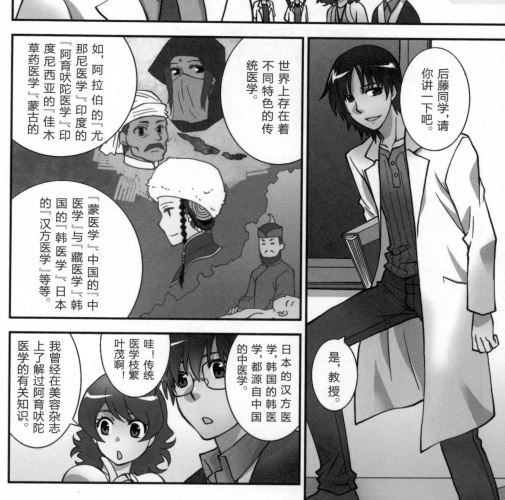

世界上存在着不同特色的传统医学。

如，阿拉伯的『尤那尼医学』、印度的『阿育吠陀医学』、印度尼西亚的『佳木草药医学』、蒙古的『蒙医学』、中国的『中医学』与『藏医学』、韩国的『韩医学』、日本的『汉方医学』等等。

日本的汉方医学，韩国的韩医学，都源自中国的中医学。

哇！传统医学枝繁叶茂啊！

我曾经在美容杂志上了解过阿育吠陀医学的有关知识。

后藤同学，请你讲一下吧。

是，教授。

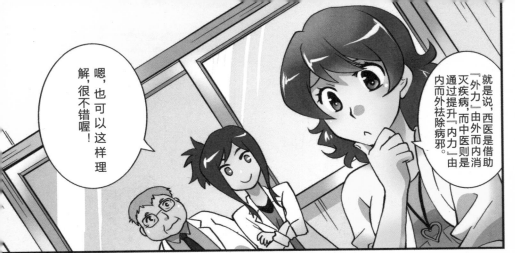

就是说，西医是借助『外力』由外而内消灭疾病，而中医则是通过提升『内力』由内而外祛除病邪。

嗯，也可以这样理解，很不错喔！

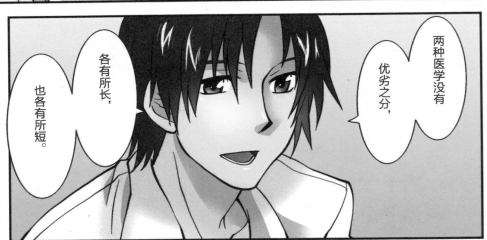

两种医学没有优劣之分，

各有所长，也各有所短。

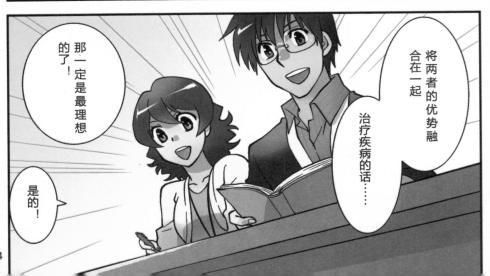

将两者的优势融合在一起治疗疾病的话……

那一定是最理想的了！

是的！

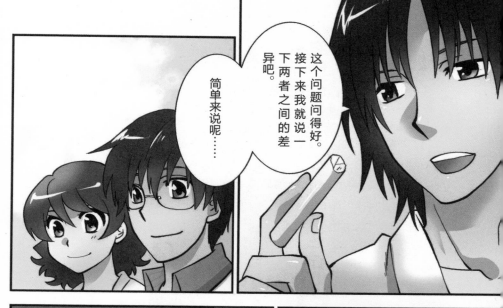

这个问题问得好。接下来我就说一下两者之间的差异吧。

简单来说呢……

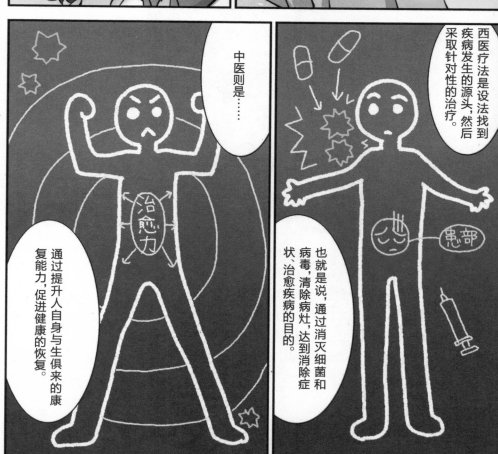

西医疗法是设法找到疾病发生的源头，然后采取针对性的治疗。

也就是说，通过消灭细菌和病毒，清除病灶，达到消除症状、治愈疾病的目的。

患部

中医则是……

治愈力

通过提升人自身与生俱来的康复能力，促进健康的恢复。

中医学拥有古老的持续的
医学现场观察记录

　　广义来讲,东方医学是阿拉伯半岛以东的亚洲各国产生发展起来的传统医学的总称。

　　其中包含了阿拉伯的"尤那尼医学"、印度的"阿育吠陀医学"、印度尼西亚的"佳木草药医学"、蒙古的"蒙医学"、中国的"中医学"与"藏医学"、韩国的"韩医学"、日本的"汉方医学"等等。

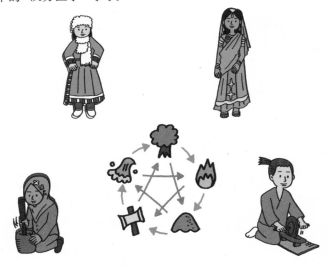

　　这些医学都有其独特的地域性、历史性、文化性的发展背景,独具特色。

　　中医学拥有古老的持续的医学现场观察记录,形成了完备的理论体系和重复性的经验总结,具有广泛的影响力。

　　当然,中医学目前仍有许多在现代科学上尚未阐明的部分,但是实际治疗效果是毋庸置疑的,特别是对于发病原因不明确者,以及久治难愈的慢性疾病,具有良好的改善和治愈效果。

　　因此,从这层意义上来讲,中医学是有待深入发掘的伟大宝库,值得持续地关注研究。

西医"医病"，中医"医人"

说到中医学和西医学的差异，首先体现在治疗思维的不同。

西医学主要是通过药物消灭导致疾病的病原菌或者病毒，以及借助手术手段直接治疗患部，来达到治愈疾病的目的。

中医学则是把重点放在如何提升人体与生俱来的自愈力，促进健康的恢复。

另外，西医学把人体细分为呼吸系统、消化系统、循环系统等等，再进一步具体对每个器官组织进行观察，对病灶或特定的发病原因进行针对性的治疗，所谓"头疼医头，脚疼医脚"。中医则把人体看成一个有机整体，认为某一局部的病理变化，往往与全身的脏腑、气血、阴阳的盛衰相关，因此在治疗上从整体出发，调整全身的状态，恢复健康。

中西医各有所长。将两者的优势，即西医的细分化治疗与中医的整体性调控充分融合，应该是理想的医疗模式吧。

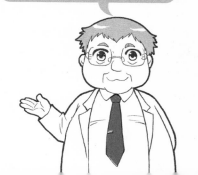

总感觉身体不适，心情低落，检查又无异常，或者疾病久治不愈，或者发病原因不明确，西医手足无措……对于诸如此类的情况，中医往往大显身手。

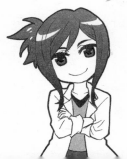

西医学对于急性病和手术指征明确的疾病，在治疗方面独具优势。中西医学融合，是未来理想医学的发展趋势。

中医学和西医学的不同

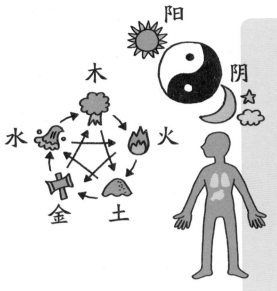

中医学

　　中医学非常重视人体本身的统一性，认为人体是一个有机整体，构成人体的各个组成部分之间，在结构上是不可分割的，在功能上相互协调、相互为用，在病理上相互影响。因此在治疗上注重调整人体整体的生命状态，对于不明原因的自觉症状往往能起到很好的治疗效果。

西医学

　　西医学将人体器官、组织、细胞看作一个个独立的"零件"，找出出现异常的部位或致病的病毒、细菌，然后对该部位或病菌进行针对性的治疗。这对于传染性疾病或需要手术治疗的疾病来说，疗效是显著的。但是，对于有自觉症状而发病原因不明确的情况，难以对症下药。

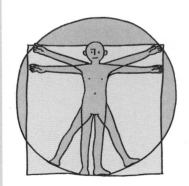

第一章
中医的基础
——从了解阴阳五行开始

第二章
中医对人体的认识

第三章
看透疾病，找对根源

第四章
中医疗法入门

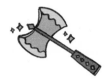

第五章
常见不适的中医治疗
与药膳调理法

第一章

中医的基础
——从了解阴阳五行开始

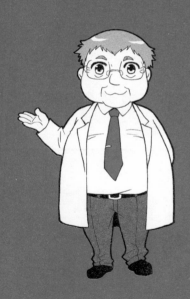

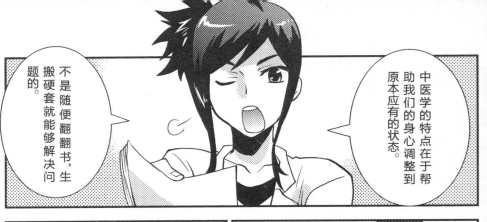

不是随便翻翻书，生搬硬套就能够解决问题的。

中医学的特点在于帮助我们的身心调整到原本应有的状态。

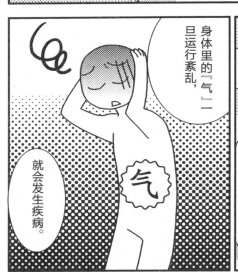

身体里的『气』一旦运行紊乱，

就会发生疾病。

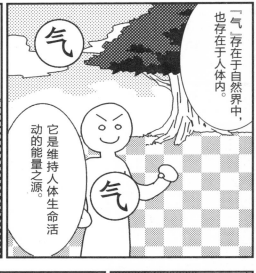

『气』存在于自然界中，也存在于人体内。

它是维持人体生命活动的能量之源。

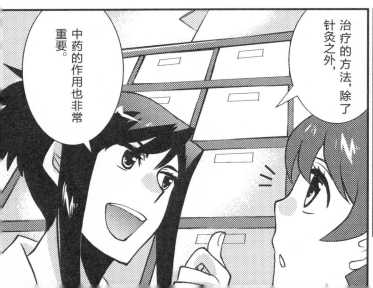

中药的作用也非常重要。

治疗的方法，除了针灸之外，

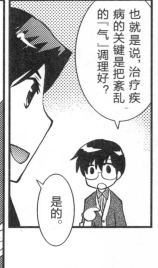

也就是说，治疗疾病的关键是把紊乱的『气』调理好？

是的。

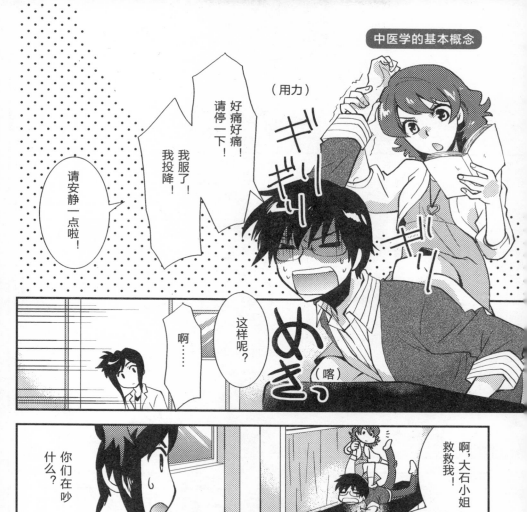

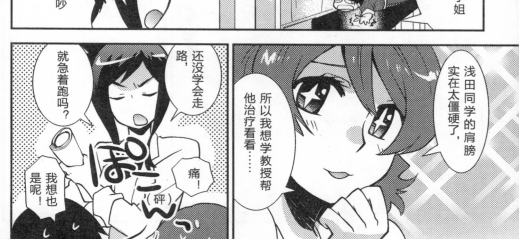

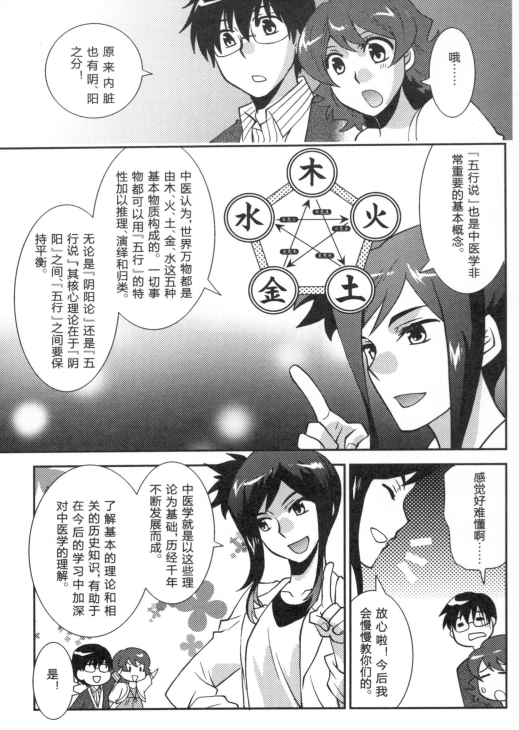

原来内脏也有阴、阳之分！

哦……

『五行说』也是中医学非常重要的基本概念。

中医认为，世界万物都是由木、火、土、金、水这五种基本物质构成的。一切事物都可以用『五行』的特性加以推理、演绎和归类。

无论是『阴阳论』还是『五行说』其核心理论在于『阴阳』之间、『五行』之间要保持平衡。

木
火
水
金 土

水克火 木克土 火克金 金克木 土克水

中医学就是以这些理论为基础，历经千年不断发展而成。

了解基本的理论和相关的历史知识，有助于在今后的学习中加深对中医学的理解。

是！

感觉好难懂啊……

放心啦！今后我会慢慢教你们的。

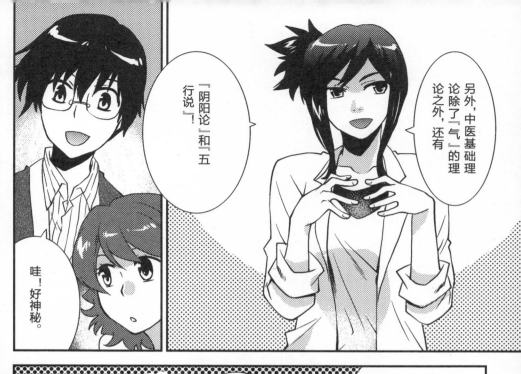

另外，中医基础理论除了『气』的理论之外，还有

『阴阳论』和『五行说』。

哇！好神秘。

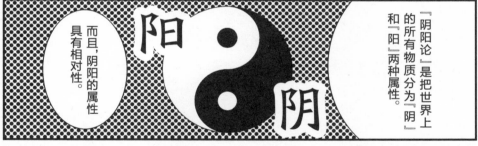

而且，阴阳的属性具有相对性。

阳

阴

『阴阳论』是把世界上的所有物质分为『阴』和『阳』两种属性。

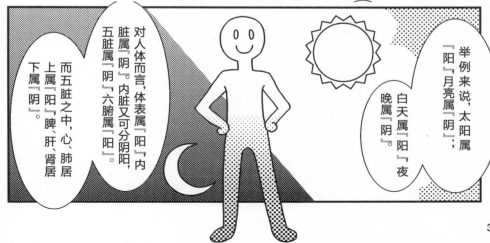

对人体而言，体表属『阳』内脏属『阴』。内脏又可分阴阳，五脏属『阴』六腑属『阳』。

而五脏之中，心、肺居上属『阳』，脾、肝、肾居下属『阴』。

举例来说，太阳属『阳』月亮属『阴』；白天属『阳』夜晚属『阴』。

基本概念 ①

代表生命能量的"气"

中医的基本概念有"气""阴阳论"以及"五行说"。

说到"气",就像朝气、元气、平心静气、心气、年轻气盛等名词一样,汉语中许多表现身心状态的词语,都使用这个字。

我们的行动也跟"气"息息相关。不管做什么事情,都要有一股劲,这股劲也就是所谓的"气道",也可以简单地理解为气力,会激发我们的行动力。在行动的过程中,"气"是维持行动不断进行下去的保证。一旦"气"有所消减或不畅,行动就会受到影响,进而停止。

由此看来,"气"对我们的生活来说,是相当重要的。那么,所谓的"气"究竟是什么呢?

中医认为,"气"不仅存在于人体里,自然界中也有气的存在。简单来说,"气"就是生命能量,是维持生命活动的根源。对人体而言,"气"表示身体的功能,或者支持身体运作的营养元素。

在日本,"气=精神力"的观点相当流行,但是中医中的"气"则具有更广泛的意义。

此外,"气"与人的精神状态有着相当密切的关联。人因为压力或情感变化,出现忧虑或焦躁等情绪,就会使"气"呈现气郁、气滞、气逆等失调状态,引起疾病的发生。

因此,如何控制好"气"的状态是保持健康的关键。对于"气"失调的状态,中医治疗一般会通过针灸、中药、按摩等方式,来调节"气"的运行,进而调整脏腑机能,达到治疗疾病和保健养生的目的。

※ 阴阳论

阴阳论又称为阴阳学说、阴阳说。阴阳论是古代中国的哲学思想,认为世间万物皆由阴阳二气构成。阴阳论在春秋战国时代(公元前770年—公元前221年)与五行说(五行理论)结合,进而衍生出阴阳五行学说。

※ 五行说

中国古代哲学思想之一,认为世间万物是由木、火、土、金、水五种元素构成。五行之间相互影响。

"气"是生命力，表示身体和心理状态

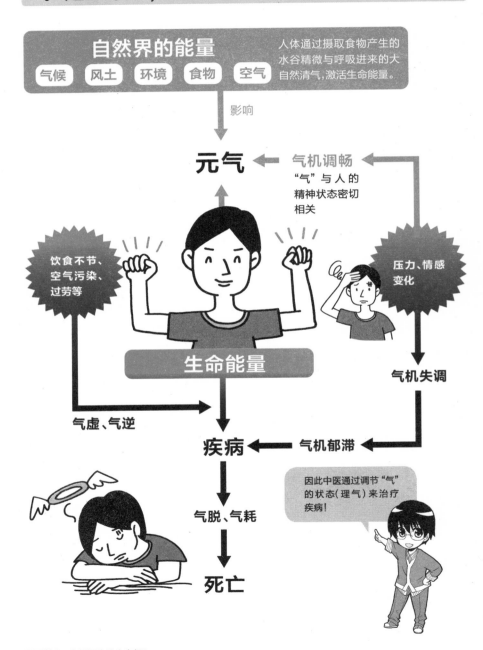

自然界的能量

气候　风土　环境　食物　空气

人体通过摄取食物产生的水谷精微与呼吸进来的大自然清气，激活生命能量。

影响

元气

气机调畅

"气"与人的精神状态密切相关

饮食不节、空气污染、过劳等

压力、情感变化

生命能量

气机失调

气虚、气逆

疾病

气机郁滞

因此中医通过调节"气"的状态（理气）来治疗疾病！

气脱、气耗

死亡

基本概念 ②

体现自然界平衡观的"阴阳论"

"阴阳论"是中国古代哲学的核心概念,认为自然界的一切物质可以分成"阴"和"阳"两类相互对立又相互作用的物质。

比如,在宇宙中,太阳是"阳",月亮是"阴";一日当中,白昼是"阳",黑夜是"阴";空间中,天是"阳",地是"阴"。如果以性别来看,男性是"阳",女性是"阴"。不过,这种对立关系并非是一成不变的。

举例来说,属于"阳"的男性会有动态(阳)和静态(阴)的时候,而属于"阴"的女性也会有静态(阴)和动态(阳)的时候。这些情况称之为阳中之阴、阴中之阳。换句话说,阴阳并非固定的。

此外,阴阳也会以一定的节奏产生变化。一天中不光只有白昼,也会有黑夜来临,日出月落,日落月升,每天的开始与结束总是在不断逆转交替着。而且,昼夜的长短也会随着季节的转换而变化。

从中医来讲,人体体表属"阳",体内属"阴";对于体表而言,背部属"阳",腹部属"阴";对于体内的脏腑而言,中空的胃、小肠等"腑"属"阳",实质的肝、肾等"脏"属"阴"。

另外,人体的功能(如呼吸、消化)属"阳"(阳气),体内的物质(血液、体液、脏腑、骨骼、肌肉)则属于"阴"(阴分)。

人体的阴阳一旦失衡,就容易导致疾病的发生,不过自身维持身体平衡的力量(自然疗愈力)也会开始发挥作用。中医学的治疗原则之一,就是提升人体的自然疗愈力。

※ 脏

肝、心、脾、肺、肾,称为五脏(参见本书第78～87页)。

※ 腑

胆、胃、小肠、大肠、膀胱、三焦,称为六腑(参见本书第88～89页)。

"阴阳论"中的"阴"和"阳"

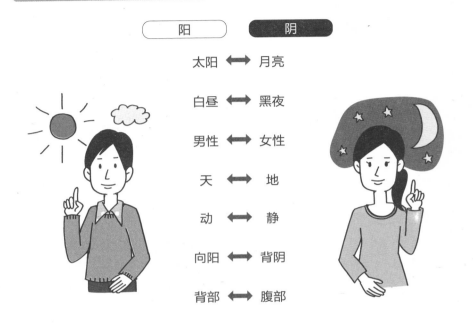

阳	阴

太阳 ⟷ 月亮

白昼 ⟷ 黑夜

男性 ⟷ 女性

天 ⟷ 地

动 ⟷ 静

向阳 ⟷ 背阴

背部 ⟷ 腹部

代表"阴""阳"变化的太极图

太极图可清楚地说明"阴"和"阳"的变化。在一定条件下,阴阳可以互相转化。同时,既有"阳中之阴",也有"阴中之阳",这被称为"阴阳互根"。

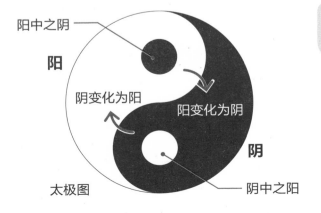

阳中之阴

阳

阴变化为阳

阳变化为阴

阴

太极图

阴中之阳

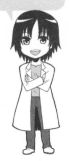

太极图将"阴阳论"的基本观点完美地表达出来。

基本概念 ③

认识自然及其规律的"五行说"

中医学的另外一个基本概念是"五行说"。

"五行说"也是源自古代中国的哲学思想,是指世界上所有的物质都是由木、火、土、金、水这五种元素构成的,一切事物都可以用这五种元素(五行)的特性加以推理、演绎和归类。五行之间具有的相互辅助、牵制(相生、相克)的运动规律,是世界万物运动变化和普遍联系的基本法则。

五行的特性

木:象征草木发芽,枝叶伸展,万物萌动。对应的季节为春天。

火:火燃烧,象征快速往上升,也预示着万物成长。对应的季节为夏天。

土:代表培育万物之母,即大地,也是万物回归之处。与四季息息相关。

金:代表金属的硬度和尖锐度以及能顺从人意铸造成器的特质,也象征着收获。对应的季节为秋天。

水:代表水润下以滋养万物的特性,象征生命的源泉。对应的季节为冬天。

五行色体表及其他论说

不只是季节,就连方向、颜色、味道、自然现象以及"脏腑"等,都能以这五种元素来分类,并进一步集成为五行色体表(见本书第 44 ～ 45 页)。

"五行说""气"与"阴阳论",都是中医用来诊断、治疗疾病的基本原则和思维方法。特别要指出的是,"五行说"还包括五种元素间相互辅助的"五行相生论",以及相互抑制的"五行相克论"。

※ 脏腑

中医将内部饱满的主要器官:心、肝、脾、肺、肾,归为五脏;内部中空的主要器官:胃、胆、小肠、大肠、膀胱,再加上三焦(收纳内脏器官的胸腔、腹腔,又称为"无形腑"),归为六腑。但是需要说明的是,中医学中脏腑的生理功能与西医学理论有很大的区别。

五行相生论

意指构成自然界的五种元素间存在着有序的依次递相资生助长的关系。

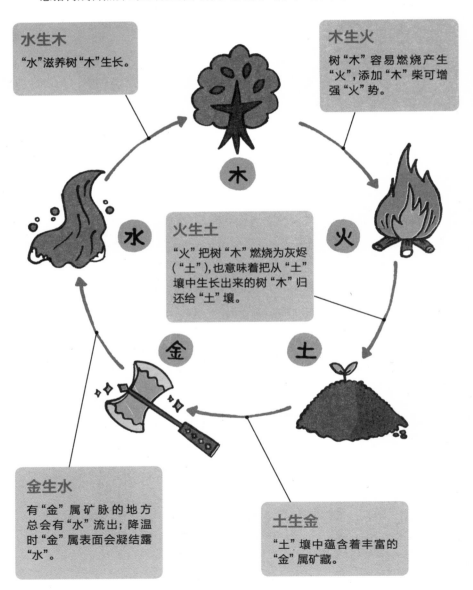

水生木
"水"滋养树"木"生长。

木生火
树"木"容易燃烧产生"火",添加"木"柴可增强"火"势。

火生土
"火"把树"木"燃烧为灰烬("土"),也意味着把从"土"壤中生长出来的树"木"归还给"土"壤。

金生水
有"金"属矿脉的地方总会有"水"流出;降温时"金"属表面会凝结露"水"。

土生金
"土"壤中蕴含着丰富的"金"属矿藏。

木

水

火

金

土

五行相克论

意指构成自然界的五种元素间存在着有序的依次递相克制的关系。

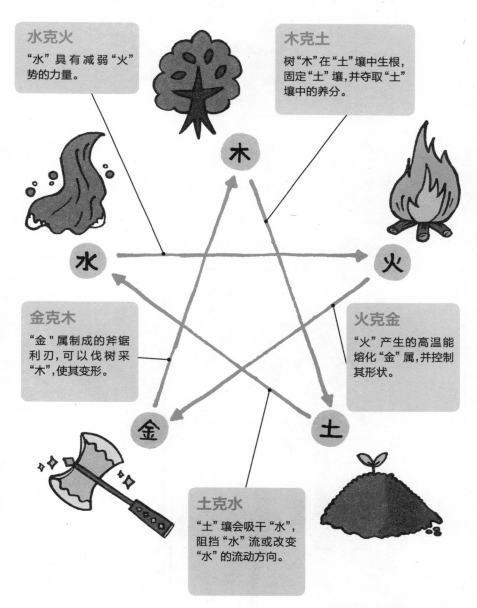

水克火

"水"具有减弱"火"势的力量。

木克土

树"木"在"土"壤中生根，固定"土"壤，并夺取"土"壤中的养分。

金克木

"金"属制成的斧锯利刃，可以伐树采"木"，使其变形。

火克金

"火"产生的高温能熔化"金"属，并控制其形状。

土克水

"土"壤会吸干"水"，阻挡"水"流或改变"水"的流动方向。

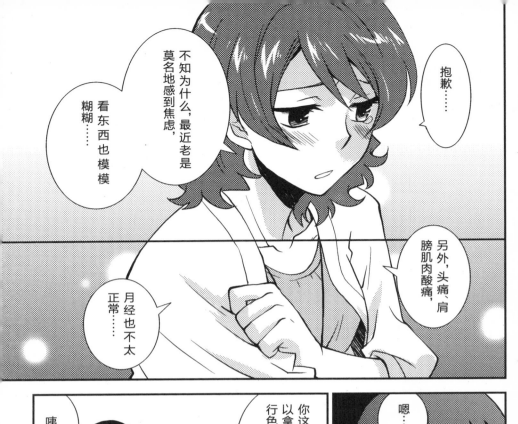

抱歉……

不知为什么，最近老是莫名地感到焦虑，

看东西也模模糊糊……

另外，头痛、肩膀肌肉酸痛，

月经也不太正常

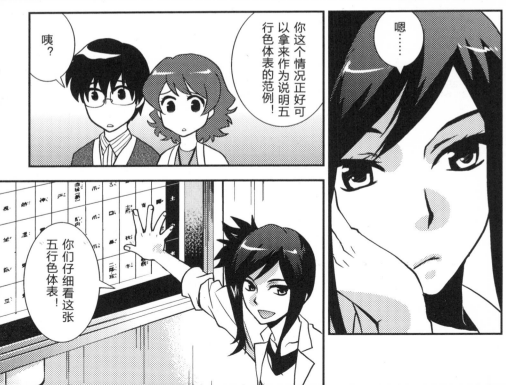

嗯……

你这个情况正好可以拿来作为说明五行色体表的范例！

咦？

你们仔细看看这张五行色体表！

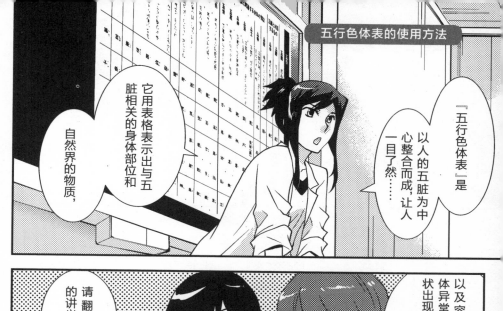

五行色体表的使用方法

『五行色体表』是以人的五脏为中心整合而成，让人一目了然……

它用表格表示出与五脏相关的身体部位和自然界的物质，

以及容易引起身体异常的原因、症状出现的部位。

请翻开手中的讲义……

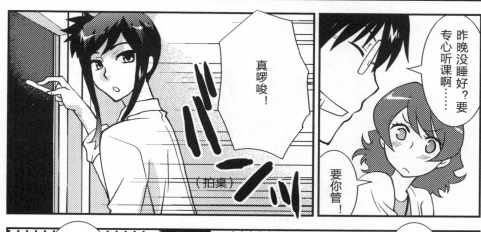

昨晚没睡好？要专心听课啊……

要你管！

真啰唆！

（拍桌）

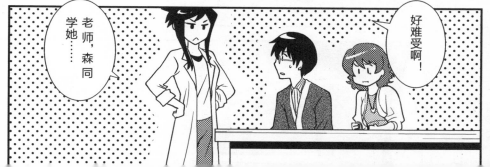

好难受啊！

老师，森同学她……

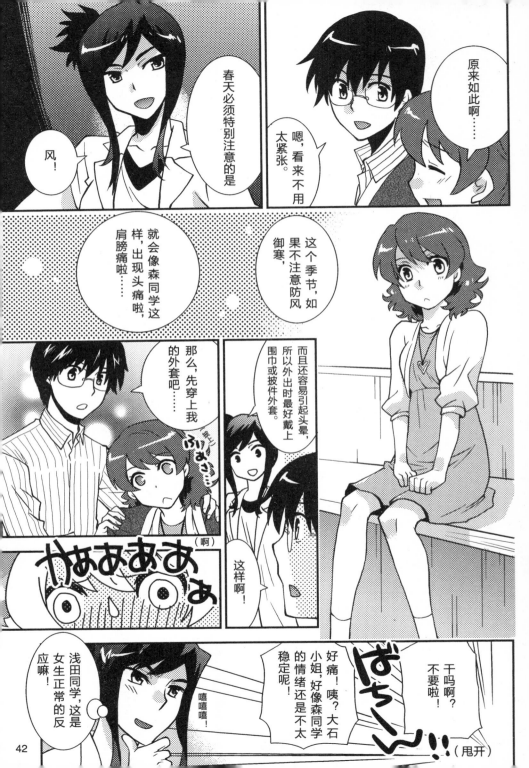

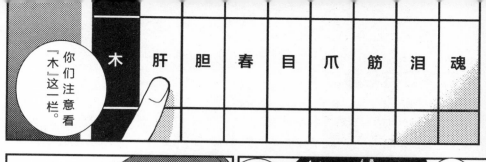

木	肝	胆	春	目	爪	筋	泪	魂

你们注意看『木』这一栏。

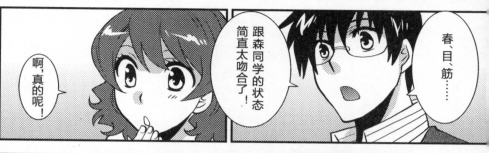

春、目、筋……

跟森同学的状态简直太吻合了!

啊,真的呢!

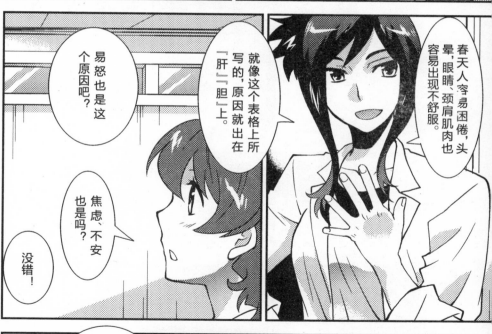

春天人容易困倦,头晕、眼睛、颈肩肌肉也容易出现不舒服。

就像这个表格上所写的,原因就出在『肝』『胆』上。

易怒也是这个原因吧?

焦虑、不安也是吗?

没错!

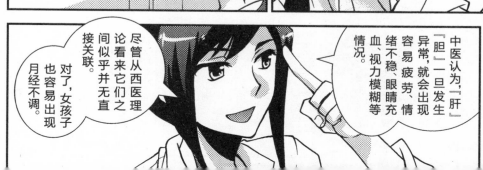

中医认为,『肝』『胆』一旦发生异常,就会出现容易疲劳、情绪不稳、眼睛充血、视力模糊等情况。

尽管从西医理论看来它们之间似乎并无直接关联,

对了,女孩子也容易出现月经不调。

何谓五行色体表?

　　五行色体表以五脏为中心,把和其相对应的身体部位、脏器虚损的原因、疾病容易发生的季节,以及患病时的症状特点,归纳成一目了然的表格。实际应用的时候,按照木、火、土、金、水各元素之间的关系进行推演。具体请参考本书第46~50页的内容。

五行	五脏	五腑	五季	五窍	五华	五体	五液	五神	五恶	五劳
	对应的脏	对应的腑	疾病容易发生或加重的季节	疾病容易出现的部位	五脏健康状态体现的部位	五脏掌管的组织	五脏掌管的分泌液	五脏掌管的精神状态	容易引起五脏患病的气候因素	容易使五脏患病的动作
木	肝	胆	春	目	爪(指甲)	筋	泪	魂	风	步
火	心	小肠	夏	舌	面	血脉	汗	神	热	视
土	脾	胃	长夏	口	唇	肌肉	涎	意	湿	坐
金	肺	大肠	秋	鼻	体毛	皮	涕	魄	燥	卧
水	肾	膀胱	冬	二阴耳	头发	骨	唾	志	寒	立

※ **五行**: 色体表基本上是以横向的方式察看。例如,"肝"容易虚弱的季节是春天;"肝"功能异常时,会眼睛充血、指甲变脆,同时容易动怒。

五色	五味		五香	五声	五变	五病	五脉	五志	五果	五菜	五谷	五畜
患病时的肤色或脸色	五味养五脏	五味的作用	体味或排泄物的气味	五脏虚弱时的声音变化	五脏功能受影响时的表现	五脏病变所表现出来的临床特征	五脏患病时的脉搏状态	损害五脏的情感及患病时的情感变化	补养五脏的果物	补养五脏的蔬菜	补养五脏的谷物	补养五脏的肉类
青	酸	收	躁	呼	握	语	弦	怒	李	韭	麦	鸡
赤	苦	坚	焦	笑	忧	噫	洪	喜	杏	薤	黍	羊
黄	甘	缓	香	歌	哕	吞	缓	思	枣	葵	粟	牛
白	辛	散	腥	哭	咳	咳	浮	悲、忧	桃	葱	稻	马
黑	咸	软	腐	呻	栗	欠嚏	沉	恐、惊	栗	藿	豆	猪

"木" 的 特性

"木"：草木发芽,万物伊始。

在五行色体表的分类中,与"木"对应的脏是"肝",腑是"胆",也可以说"肝""胆"属"木"。"肝"像草木一样,喜条达舒畅,具有调畅气血的功能;"胆"主决断,即具有判断事物,做出决定的功能。

与"木"对应的季节是"春"。春天为万木萌芽的时节。就像树木朝着天空茁壮成长一样,肝气(肝功能)变得旺盛,但也容易失调。人会有容易发生眩晕,情绪变得焦躁、易怒的倾向。同时,与"肝"关系密切的疾病,如月经不调等妇女病易多发。另外,春天是"风"邪较强的时期,容易引起"筋"(抽筋)、"泪"(迎风流泪)等方面的症状。

"肝"容易因"怒"(愤怒)的情绪过于强烈而致病,同时也容易出现"目"(视物模糊、眼睛充血)、"爪"(指甲脆弱)、"握"(因兴奋或紧张握紧手)等方面的表现。

对"肝"有益的食材有:李子、葡萄、柠檬、山楂、石榴、橙子、猕猴桃、苹果、韭菜、黄瓜、菠菜、油菜、芹菜、荠菜、茼蒿、春笋、豌豆尖等。

五脏	肝	
五腑	胆	
五季	春	
五窍	目	眼睛变得容易充血
五华	指甲	指甲容易出现垂直纵纹,且变得脆弱
五主	筋	指韧带、肌肉、跟腱
五液	泪	边愤怒边流泪、过分压抑
五神	魂	
五恶	风	较强的风
五劳	步	走太多路容易筋肉疼痛
五色	青	

五味	酸	想吃酸的东西
五味作用	收	"酸"具有紧缩肌肉的作用
五香	臊	油腻味
五声	呼	像呐喊、愤怒般的声音
五变	握	兴奋或紧张地握紧双手
五病	语	聒噪、经常以高亢音调讲话
五脉	弦	应手如按弓弦
五志	怒	容易愤怒
五果	李	
五菜	韭	韭菜、韭黄
五谷	麦	
五畜	鸡	

"火" 的 特性

"火"：熊熊燃烧的火焰，象征着万物生长，代表着具有温热、向上、升腾、繁茂等特性或作用的事物。

在五行色体表的分类中，性质属于"火"的"脏""腑"分别是"心""小肠"。中医认为，"心"掌管着血液循环和精神活动；"小肠"进一步消化来自"胃"的食物，并泌别清浊，其精微化为营养全身的气血，糟粕下传"大肠"与"膀胱"。

与"火"对应的季节是"夏"。夏天，人体会因气温上升而出汗，容易导致脱水，是对"心"容易造成影响的季节，往往会引起舌（舌头变红）、汗（稍微动一下就流汗）、脸色（脸色变红）等方面的异常。

"心"容易因"喜"（喜悦）的情感过度而患病。长期患病之后，会出现噫（容易打嗝）、忧（忧郁的心情）等异常。

对"心"有益的食材有：苦瓜、丝瓜、大头菜、薤白、莴笋、红苋菜、番茄、杏、樱桃、西瓜、草莓、红豆、红薯、白果、莲子等。

五脏	心		五味	苦	想吃苦的东西
五腑	小肠		五味作用	坚	"苦"能泻火存阴（坚阴）
五季	夏		五香	焦	焦味
五窍	舌	略带红色，稍微放松就会卷舌	五声	笑	笑的时候大多无力
五华	面	脸色发红	五变	忧	容易感到忧郁
五主	血脉		五病	噫	容易打嗝
五液	汗	稍微动一下，脸或全身就容易流汗	五脉	洪	脉势来盛去衰
五神	神		五志	喜	经常感到喜悦
五恶	热	暑热	五果	杏	
五劳	视	长时间注视，眼睛容易感到疲劳或疼痛	五菜	薤	薤白、藠头、野蒜
五色	赤		五谷	黍	黄米
			五畜	羊	

"土" 的 特性

"土"：寓意养育万物的大地，代表着具有生化、承载、长养、受纳等特性或作用的事物。

五行色体表的分类中，性质属"土"的"脏""腑"分别是"脾""胃"。中医认为，"胃"负责腐熟水谷，即食物经过"胃"的初步消化，成为食糜，有利于"小肠"的进一步消化。"脾"负责把"胃"与"小肠"消化食物后产生的精微物质送至全身各脏器，并化生气血。

与"土"对应的季节是"长夏（参见本书第 178 页）"。长夏时节，湿热多雨，"湿气通于脾"，"脾""胃"的功能容易发生异常，引起腹泻或食欲不振。此外，也会在口（口腔溃疡）、涎（容易流口水）、唇（嘴唇发炎）等方面出现异常。

"脾"容易因"思"（思虑）的情感过度而患病，会出现吞（经常吞口水）、哕（呕吐或干呕）等症状。另外，特别想吃"甘"味（甜味）食物时，是肠胃变得虚弱的征兆，因此要注意调节饮食。

对"脾"有益的食材有：山药、茄子、蘑菇、胡萝卜、土豆、冬瓜、南瓜、桂圆、荔枝、香蕉、桃、玉米、大枣、薏米、蜂蜜等。

五脏	脾	
五腑	胃	
五季	长夏	
五窍	口	
五华	唇	容易引起口腔炎或嘴唇的炎症
五主	肌肉	皮下组织
五液	涎	容易流口水
五神	意	
五恶	湿	湿气重
五劳	坐	久坐后，容易引起胃部或脚部疼痛
五色	黄	

五味	甘	想吃甜食
五味作用	缓	"甘（甜）"具有舒缓紧张或疼痛的作用
五香	香	芳香味
五声	歌	小声且不由自主地唱歌
五变	哕	呕吐或干呕
五病	吞	经常吞口水
五脉	缓	脉率缓慢，停歇有规则
五志	思	心烦、多忧郁
五果	枣	
五菜	葵	葵菜、冬葵
五谷	粟	小米
五畜	牛	

"金"的特性

"金"：体现着金属的硬度和尖锐度，以及能顺从人意，随意销铄，铸造成器的特质，代表着具有肃杀、潜降、收敛、洁净等特性或作用的事物。

五行色体表的分类中，性质属"金"的"脏""腑"分别是"肺""大肠"。"肺"负责将吸入的大自然清气与"脾"转输来的津液与水谷精微送至全身，并将津液的代谢产物转化为汗液。"大肠"将"小肠"下传的食物残渣，吸收其中的水分后，形成大便排出体外。

与"金"对应的季节是"秋"。秋季气温下降，空气也变得干燥，容易对"肺""鼻"带来不利影响，出现涕（流涕、鼻塞）、咳（咳嗽、气喘）等症状。

"肺"还掌管着"皮毛"。"皮毛"是指体表的组织，包括皮肤、汗腺、汗毛等。这些组织能抵御"外邪"侵入体内。若"皮毛"机能异常，便会容易感冒，引发皮肤瘙痒、皮肤干燥等症状。

对"肺"有益的食材有：白萝卜、藕、茼蒿、洋葱、薄荷、香菜、百合、梨、荸荠、甘蔗、山竹、枇杷、生姜、辣椒、葱、蒜等。但"辛"（辛辣）味食物可能会使肺、鼻、皮肤、大肠等部位的疾患病情加重，所以必须适量食用。

五脏	肺	
五腑	大肠	
五季	秋	
五窍	鼻	容易发生鼻炎
五华	体毛	上背部或额头的体毛变茂盛
五主	皮毛	
五液	涕	容易流鼻水
五神	魄	
五恶	燥	干燥的气候
五劳	卧	睡太多后，肺功能容易减弱
五色	白	

五味	辛	想吃辛辣的食物
五味作用	散	"辛"具有发汗和散热的作用
五香	腥	腥味
五声	哭	容易气喘、哭喊
五变	咳	容易咳嗽
五病	咳	经常咳嗽
五脉	浮	轻取即得，如木浮水上
五志	悲、忧	常感到悲伤
五果	桃	
五菜	葱	
五谷	稻	
五畜	马	

"水"的特性

"水"：寓意孕育万物的泉源，代表着具有滋润、寒凉、趋下、闭藏等特性或作用的事物。

在五行色体表的分类中，性质属"水"的"脏""腑"分别是"肾""膀胱"。"肾"不仅主持和调节水分代谢，同时担负着生殖、成长、发育等西医学上没提到的功能，中医称之为"肾主藏精"。"膀胱"则是在"肾"的调控下完成贮尿和排尿的工作。

与"水"对应的季节是"冬"。寒冷的冬季容易影响"肾"功能，导致滑精、带下、尿频、遗尿以及膀胱炎的发生。

"肾"容易因"恐"（恐惧）或"惊"（惊吓）的情感刺激过度而患病，出现"骨"（骨骼发育不良、骨骼变得脆弱）、"耳"（耳鸣、听力衰退）、"发"（掉发或白发增多）等方面的异常。

对"肾"有益的食材有：黑豆、芝麻、核桃、栗子、桑葚、枸杞子、韭菜、西蓝花、山药、香菇、桂圆、椰子、石榴、鹿肉、牡蛎、虾、甲鱼、鲈鱼、海参等。

五脏	肾		五味	咸	想吃偏咸的食物
五腑	膀胱		五味作用	软	"咸"具有使硬物软化的作用
五季	冬		五香	腐	腐臭
五窍	二阴、耳	二阴指肛门与外阴	五声	呻	容易下意识地呻吟
五华	发	掉发或容易长白发	五变	慄	容易害怕、胆怯而肢体发抖
五主	骨		五病	欠、嚏	容易打哈欠、打喷嚏
五液	唾	容易产生唾液	五脉	沉	脉沉且硬
五神	志		五志	恐、惊	容易感到恐惧或受惊吓
五恶	寒	严寒	五果	栗	
五劳	立	久站后，容易引起腰膝酸痛	五菜	藿	豆苗，如豌豆苗
			五谷	豆	
五色	黑		五畜	猪	

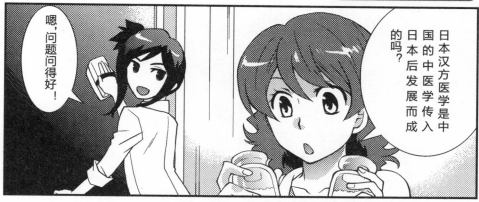

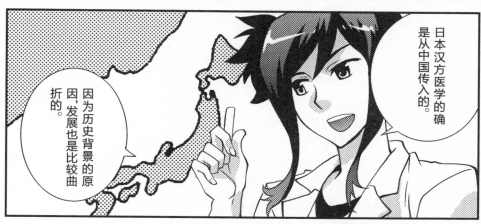

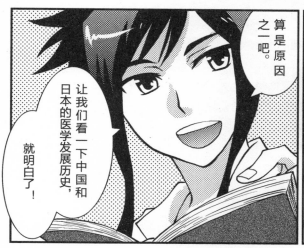

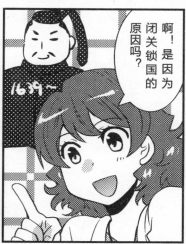

中医学在日本的发展

日本汉方医学理论的形成

2000 多年前诞生于中国的《素问》，奠定了中医学的理论基础。其中记载了人为什么会生病、患病后会有哪些异常表现等内容。《素问》在日本飞鸟至奈良时代（公元 6—8 世纪）传入日本，成为日本汉方医学的生理学、病理学和针灸理论的基础。

公元 200—210 年，医圣张仲景著成不朽名篇《伤寒杂病论》。前半部分的"伤寒论"被称为"众方之祖"，讲解了在何种情况下该如何组方用药，构建了中医理、法、方、药的理论框架。日本传统医学基于此形成了自己的医学体系——汉方医学，是目前日本运用汉方药的理论渊源。

此外，日本汉方医学将"气血水"理论（参见本书第 66 页）融入汉方药的运用中，也是受到《伤寒论》的影响。

中国金元时期（公元 12—14 世纪），社会生活与思想文化发生了巨大的变革，也出现了仅仅依赖现有的医学理论难以认识的疾病。

在这一时期，被称为"金元四大家"的四位名医，开创了全新的医学理论。当它们传入日本后，被称为"后世方"（即传承《伤寒论》的后世处方，中医学称之为"时方"）。著名的补益方剂补中益气汤，就产生于这个时期。

金元四大家的理论，曾经在日本相当盛行（室町幕府至安土桃山时代，即公元 14—16 世纪）。

《伤寒论》约于平安时代（公元 9—12 世纪）传入日本，直到江户时代中期（公元 17—18 世纪）才开始受到重视。但因为《伤寒论》比金元四大家的理论更早传入，所以被称为"古方"。

日本传统的汉方医学，正是以这些理论为基础建立起来的。随着时代的发展，中国在公元 17 世纪出现了温病学说这样的新理论，它对于治疗现代医学上讲的传染性、流行性疾病有非常好的效果。只是这个理论因日本江户幕府时期闭关锁国等因素，直到二战后才引入日本。

※ 金元四大家：指金元时期的四大名医刘完素、张子和、李东垣、朱震亨。他们各自形成不同的医学流派，并在之后成为各种学术流派的理论基础。

※ 补中益气汤："金元四大家"之一的李东垣，提出"内伤脾胃，百病由生"的著名论点。补中益气汤是其创立的补益脾胃的代表性方剂，一直流传至今，成为千古名方。

日本汉方医学源自中国的中医学

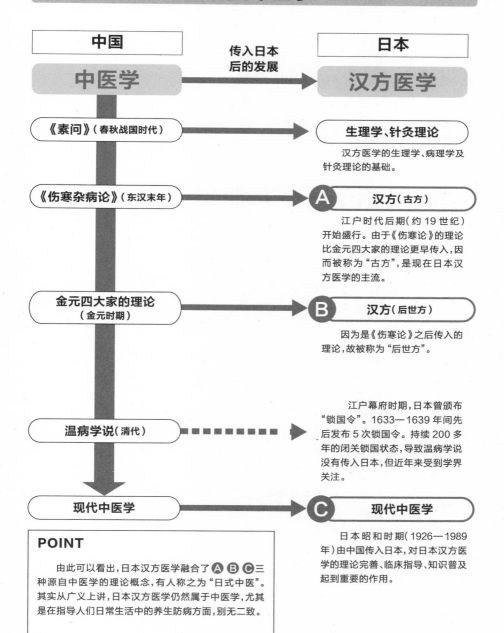

中国	传入日本后的发展	日本

中医学 → **汉方医学**

《素问》(春秋战国时代) → **生理学、针灸理论**
汉方医学的生理学、病理学及针灸理论的基础。

《伤寒杂病论》(东汉末年) → **A** **汉方(古方)**
江户时代后期(约19世纪)开始盛行。由于《伤寒论》的理论比金元四大家的理论更早传入,因而被称为"古方",是现在日本汉方医学的主流。

金元四大家的理论(金元时期) → **B** **汉方(后世方)**
因为是《伤寒论》之后传入的理论,故被称为"后世方"。

温病学说(清代) ⇢ 江户幕府时期,日本曾颁布"锁国令"。1633—1639年间先后发布5次锁国令。持续200多年的闭关锁国状态,导致温病学说没有传入日本,但近年来受到学界关注。

现代中医学 → **C** **现代中医学**
日本昭和时期(1926—1989年)由中国传入日本,对日本汉方医学的理论完善、临床指导、知识普及起到重要的作用。

POINT

由此可以看出,日本汉方医学融合了 **A** **B** **C** 三种源自中医学的理论概念,有人称之为"日式中医"。其实从广义上讲,日本汉方医学仍然属于中医学,尤其是在指导人们日常生活中的养生防病方面,别无二致。

现代中医学的引入

现代中医学可以说是为了中国传统医学的统一性，而将过去各自独立存在的理论加以归纳、整合而建立起来的中医系统性工程。

现代中医学的引入，对于完善日本汉方医学理论体系，指导临床治疗和研究起到了推动作用，加速了汉方医学与中医学的融合。

总之，当今的日本汉方医学在以《伤寒论》为理论基础的"古方派"、以金元四大家的理论为根据的"后世方派"的基础上，吸纳现代中医学的理论精髓，并结合自身的特点，不断地向前发展。

作为汉方医学理论基础的中医学的历史

阴阳五行学说成立的时代

阴阳五行学说是古代中国思想的重要命题。阴阳论和五行说，原本是独立发展的思想学说，直到成书于公元前239年前后的《吕氏春秋》中，才出现了这两个思想的结合。

中医学的理论基石——《素问》

《素问》是现存最早的中医理论著作，相传为黄帝创作，大约成书于春秋战国时期。《素问》所论内容十分丰富，以人与自然统一观、阴阳论、五行说、脏腑经络学为主线，论述了脏腑、经络、病因、病机、治则、药物以及养生防病等方面的内容，集医理、医论、医方于一体，突出阐发了古代的哲学思想，强调了人体内外统一的整体观念，从而成为中医学基本理论的渊源。《素问》与重点阐述经络、腧穴、针具、刺法及治疗原则的《灵枢》，组成了大家都熟知的《黄帝内经》。

　　※ 温病：是因感受温邪而引起的一类外感急性热病的总称，又称为温热病。除了风寒性质以外的急性热病，都属于温病的范畴，例如风温、春温、暑温、湿温、伏暑、秋燥、温毒都属于温病。 温病发生具有明显的季节性，大多数起病急骤，传变很快，具有程度不等的传染性、流行性。

汉方药的理论渊源:《伤寒论》

公元200—210年,张仲景编撰了《伤寒杂病论》。前半部分的"伤寒论",是在对外感热病发生发展过程的观察中,针对各阶段所呈现出的各种症状,确立了辨证论治的原则,同时创立了相应的处方,堪称是首次系统化的中医处方之运用理论体系。

后半部分的"杂病论",则记载了慢性病的治疗方法。《伤寒杂病论》历经传抄,失真失散。"伤寒论"部分经晋太医令王叔和收集、整理、编辑,形成《伤寒论》一书。"杂病论"部分失传,后经北宋校正医书局林亿等人根据当时所存的竹简文字进行编校,取其中以杂病为主的内容,改名《金匮要略方论》。

在《伤寒论》问世之前,治疗上都是将生药磨成细粉末,或者制成药丸等不容易服用的形状。用水煎煮生药,萃取出生药精华成分后,再直接饮用的方法,就是从本书流传后普及开来的。

中国医学的历史进程 ①

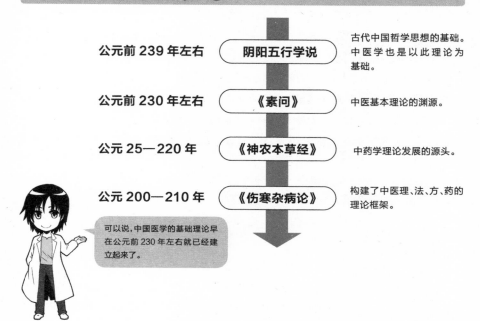

公元前239年左右　　阴阳五行学说　　古代中国哲学思想的基础。中医学也是以此理论为基础。

公元前230年左右　　《素问》　　中医基本理论的渊源。

公元25—220年　　《神农本草经》　　中药学理论发展的源头。

公元200—210年　　《伤寒杂病论》　　构建了中医理、法、方、药的理论框架。

可以说,中国医学的基础理论早在公元前230年左右就已经建立起来了。

成为生药研究原点的本草学

东汉时代(公元25—220年),现存最早的中药学著作《神农本草经》问世。它是对中药的第一次系统总结,也是中药学理论发展的源头。之后,随着《神农本草经集注》《新修本草》等著作的相继问世,以及历代国家级规模的中药编撰工程,中药学的传承和发展得到了极大的促进。

特别是,李时珍在公元1578年著成《本草纲目》一书。该书是博采历代本草著作精华的伟大著作。书中刊载的药物多达1897种,至今仍对中草药研究有着重要影响。

金元四大家:汉方医学的另一理论支柱

中国金元时期中医学产生了许多医学名家,在学术上争鸣,其中最具代表性的有刘完素、张从正、李东垣和朱震亨,他们被称为金元四大家。

刘完素是"寒凉派"的代表人物,学术上以倡言"火热论"著称,主张用清凉解毒的方剂。他独创的方剂——"防风通圣散",为表里双解的名方,直到现在仍在应用,比如用来治疗风疹、便秘和肥胖症。

张子和是"攻下派"的代表人物,主张祛邪以扶正,治病善用汗、吐、下三法,但也注意适时补益,其先攻后补之治法一扫滥用温补之时弊。

李东垣是"脾胃学说"的创始人。他十分强调脾胃的重要作用:"脾胃内伤,百病由生"。因为在五行当中,脾胃属"土",所以他的学说也被称作"补土派"。他以补脾胃为基本,调配出了传世名方补中益气汤。

朱震亨是"滋阴派"的创始人,倡导"阳常有余,阴常不足",善用滋阴降火的方药。因朱震亨故居有条美丽的小溪,名"丹溪",故世人遂尊之为"丹溪翁"或"丹溪先生"。

金元四大家的出现,使中医学界的气象焕然一新,同时也成为以后各种学术流派的理论渊源。

温病学说的成立

公元17世纪后期的明末清初,出现了温病学派。他们认为《伤寒杂病论》只是讲了寒邪侵袭人体的情况,还有一种寒邪之外的温热之邪,它侵袭人体后,治疗方法与伤寒是不一样的,继而出现了一些相关的新理论与治疗方法,形成了温病学派。叶天士、吴鞠通是其中的代表人物。温病学派的出现,是中医学进步的表现。

它完善了中医基础理论,同时也开创了中医传染病学的先河,为中医学的发展做出了突出的贡献。

现代中医学的发展

自清朝末年,随着西方自然科学和哲学进入中国,西方医学的思维方式和研究方法构成了对中医学的挑战。人们开始使用西方医学体系的思维模式审视中医,中医学陷入存与废的争论之中。新中国成立后,中医作为"古为今用"的实践医学得到中国政府的支持而得以发展。中医院校陆续建立,中医学理论体系逐渐系统化、规范化。中医疗法在当今中国仍然是治疗疾病的常用医学手段。

中国医学的历史进程 ②

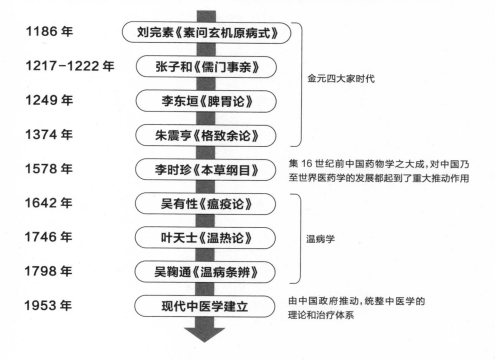

1186 年	刘完素《素问玄机原病式》	
1217–1222 年	张子和《儒门事亲》	金元四大家时代
1249 年	李东垣《脾胃论》	
1374 年	朱震亨《格致余论》	
1578 年	李时珍《本草纲目》	集 16 世纪前中国药物学之大成,对中国乃至世界医药学的发展都起到了重大推动作用
1642 年	吴有性《瘟疫论》	
1746 年	叶天士《温热论》	温病学
1798 年	吴鞠通《温病条辨》	
1953 年	现代中医学建立	由中国政府推动,统整中医学的理论和治疗体系

针灸的历史

灸

灸的历史相当悠久,早在《孟子》中便有灸疗法的相关记载:"七年之病求三年之艾。"在长沙马王堆汉墓出土的帛书《足臂十一脉灸经》和《阴阳十一脉灸经》的记载中,也可以看出艾灸疗法在当时的突出地位。

针

金属制成的"针"在公元前100年左右出现。金属"针"登场后,不仅能让刺激的部位变小,同时也能灵活地掌握刺激的深度。

在一些古文献记载的医疗活动中,都提到不是直接治疗患部,而是通过刺激远处的穴位来治疗疾病,这证明人们当时已经发现经络的存在。

经络学说形成与发展的基础

中医学认为,经络是运行气血,联系脏腑和体表及全身各部的通道,是人体功能的调控系统。经络学是人体针灸和按摩的基础,是中医学的重要组成部分。《灵枢》是中医经络学、针灸学的理论渊源。它奠定了针灸理论的核心部分——经络学说形成与发展的基础。

针灸学体系的形成

公元282年左右,皇甫谧著成《针灸甲乙经》一书。该书是现存第一部系统的针灸学专著。它不仅把前代流传下来的针灸学知识加以系统化、专业化,而且还确定了穴位的总数以及针灸操作手法,并且提出每一个穴位的适应证与禁忌证。这部书被视为中医针灸之祖,为后世医生的针灸治疗提供了理论依据。之后,随着高武的《针灸聚英》、杨继洲的《针灸大成》等针灸学专著的相继问世,逐渐形成了流传至今的针灸学理论与治疗体系。

第二章

中医对人体的认识

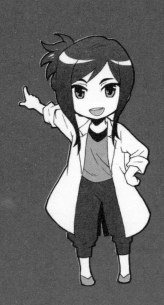

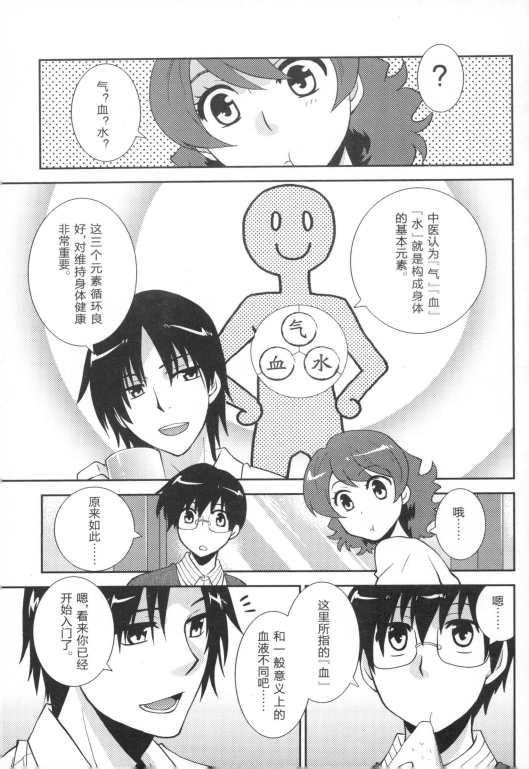

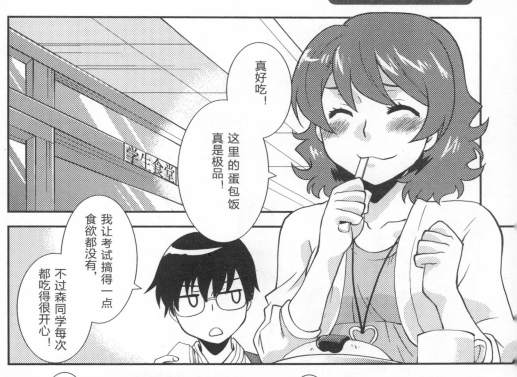

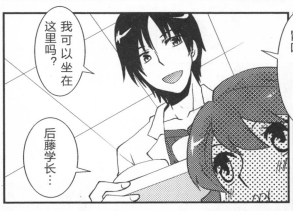

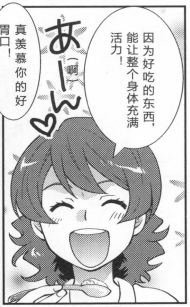

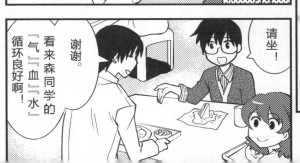

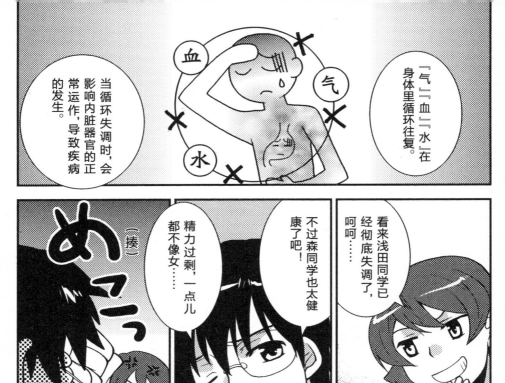

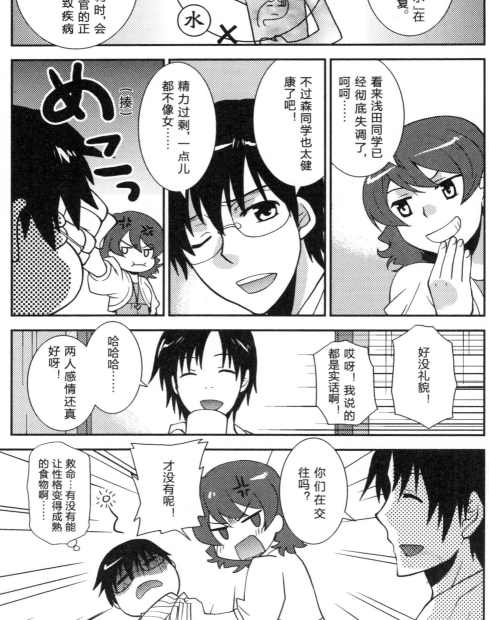

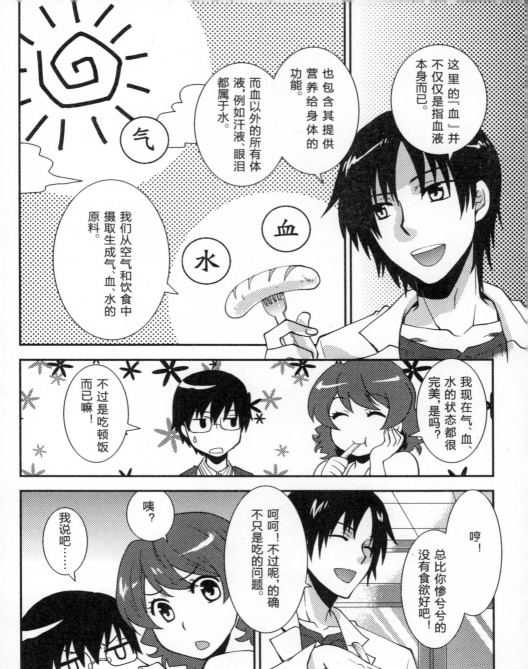

中医学的三个基本的身体观

"天人相应"观

人类本身是自然界的一部分，自然会受其影响。所谓"天人相应"，人和自然在本质上是相通的。人就是一个小天地。这就是中医学基本的身体概念。

举例来说，就像暖空气会上升，冷空气会蓄积在下方那样，人体也是头部容易上火，下半身容易发冷。此外，人类的身体也会顺应四时的变化而发生变化。

自然界中的所有物质都会相互影响。人体也一样，各个脏器都不是独立活动，而是在相互作用、彼此影响的状态下维持生命的活动。

这种观点与第一章介绍的阴阳论、五行说有着极为密切的关系。

"气血水"论

中医认为，人的身体是通过"气""血""水（津液）"的平衡来维持的。"气""血""水（津液）"是人体生理活动的基础，若其平衡得到良好的维持，人则健康；失去平衡，人则生病。

"脏腑经络"论

在人体中，存在着"气""血""水（津液）"的通路，称为"经络"。它们遍布全身，彼此关联，与各自名字中包含的"脏腑"保持密切的联系，负责对其功能的运转进行调节。

了解这些基本概念，不仅有助于加深对中医学生命观的认识，而且对于理解中医学对疾病的认识和防治也是非常重要的。

与身体相关的三个基本概念

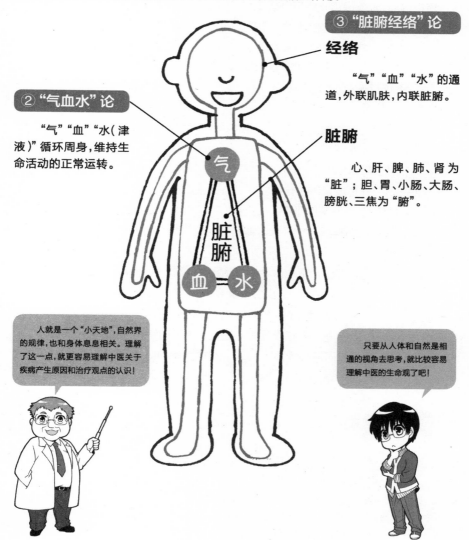

① "天人相应"观

人和自然在本质上是相通的,人无时无刻不在受自然界的影响。身体整体为单一的生命体,各脏器并不是独立活动,而是相互作用。

③ "脏腑经络"论

经络

"气""血""水"的通道,外联肌肤,内联脏腑。

② "气血水"论

"气""血""水(津液)"循环周身,维持生命活动的正常运转。

脏腑

心、肝、脾、肺、肾 为"脏";胆、胃、小肠、大肠、膀胱、三焦为"腑"。

气

脏腑

血 = 水

人就是一个"小天地",自然界的规律,也和身体息息相关。理解了这一点,就更容易理解中医关于疾病产生原因和治疗观点的认识!

只要从人体和自然是相通的视角去思考,就比较容易理解中医的生命观了吧!

"气血水"论：
"气""血""水（津液）"，决定你的健康状态

中医认为人体由"气""血""水（津液）"三种物质要素所构成，并通过这些物质在体内循环，来维持正常的生命活动。

脏腑器官依赖"气、血、水（津液）"供给能量及营养，因此这三种要素的循环是否良好，就能反映出一个人的健康状态。

"气"在身体内不停流动，提供生命活动所需的能量。

"血"不仅指血液，也包含体内所有的营养成分。"血"和"气"还一起构成精神活动的基础物质。

"水（津液）"是指血液以外的淋巴液、泪液、黏液等体液，具有滋润身体的作用，并生成汗液、尿液。

那么，我们是以什么方式来取得"气""血""水（津液）"呢？

"气""血"的生成来源于日常的呼吸与饮食。也就是说，"气""血"是由通过呼吸所取得的清气，以及从消化吸收的饮食中取得的水谷精微混合生成。

另外，水谷精微中也会产生"水（津液）"，同时，代谢后的废旧物质则会以汗液、尿液的形式排出体外。

"气""血""水（津液）"持续地在体内循环，当循环失衡，或停滞，或不畅时，就会导致脏腑器官无法正常运转，进而引发疾病。

由于"气""血""水（津液）"相互影响，所以疾病的发生也是多方面因素相互作用造成的，而非单一因素导致异常。因此，中医对疾病的认识和治疗，是从人的整体上进行考量，进而进行整体上的调节。这就是中医的"整体观"。

※ 水（津液）：在正常生理状态下，"水（津液）"指体内具有活性的正常水液。而失去生理活性、囤积在体内的多余水液，则会成为痰、湿、水毒等病理产物。

※ 水谷精微：泛指人体消化吸收而来的营养物质。饮食先在胃里进行消化，再经小肠泌别清浊，其精华部分（水谷精微）被脾吸收，再通过脾的散精作用布散全身。

关于"气、血、水（津液）"的作用

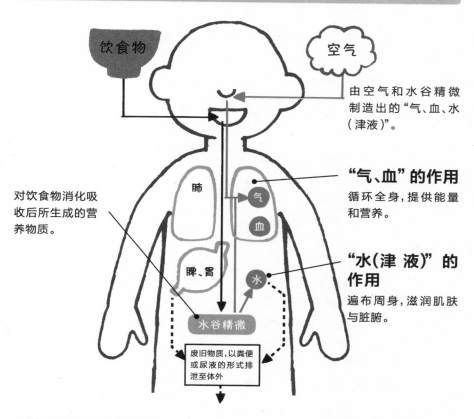

饮食物

空气

由空气和水谷精微制造出的"气、血、水（津液）"。

"气、血"的作用
循环全身，提供能量和营养。

肺

气

血

脾、胃

水

对饮食物消化吸收后所生成的营养物质。

水谷精微

"水（津液）"的作用
遍布周身，滋润肌肤与脏腑。

废旧物质，以粪便或尿液的形式排泄至体外

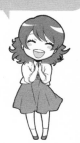

食物会在胃里被消化，并经由小肠、大肠吸收养分和水分，残渣及废旧物质最后以粪便的形式排出体外，这一点和现代医学的观点是相通的。

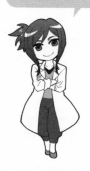

"水（津液）"循环全身，被器官组织有效利用后，连同老旧废物以尿液的形式排出体外。

"气"：维持生命活动的能量

人体的"气"，包含了先天之气和后天之气。先天之气是与生俱来的生命能量，与成长、发育、生殖等有关。后天之气包括从饮食中获取的水谷精微，以及通过呼吸摄取的大自然清气，它们构成了后天性生命能量。

先天之气随着年龄的增长而损耗，但可借助后天之气活化，两者合而为"精"，从而使损耗得到抑制。

从饮食中来的水谷精微与吸入的大自然清气会在肺部结合，形成"宗气"。宗气根据作用分成下列两种气：

卫气：卫气之名，因其具有护卫肌表、抵御外邪的作用而得之。行于脉外，还具有温养脏腑、肌肉、皮毛的作用。

营气（营血）：营气之名，因其是全身脏腑、经络等生理活动所必需的营养物质的载体而得之。营气与血同行脉中，故多以"营血"并称。

"气"按阴阳论，其性属阳。

"气"的作用

"气"具有下列几种作用：

① 促进成长发育，调控五脏六腑的功能运转。

② 温暖身体，保持体温。

③ 调节"血、水（津液）"循环。

④ 保护肌表，预防外邪侵入。

⑤ 具有让水谷精微化生气血的气化作用。

⑥ 生病后显示出的康复能力。

"肺""脾"与"气"的生成

肺：① 吸入大自然清气，并排出脏污之气。

② 让大自然清气与水谷精微所化生的"气"循环全身。

脾：通过气化作用，将水谷精微化生为"气"，上输于肺。

※ 外邪：来自身体外部的致病原因。

※ 气化作用：指体内物质变化和能量转化的过程。水谷精微就是通过气化作用化生为气、血等能量及营养物质。

"气"的生成过程

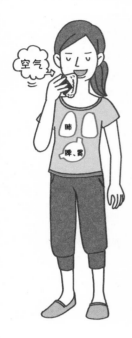

口　摄入饮食物

↓

脾、胃　消化饮食物,化生水谷精微

↓ 脾把水谷精微输送至肺部

肺　从外界吸入的大自然清气和水谷精微
结合,生成宗气

↓

宗气分为营气(营养身体)和卫气(保护身体)

↓ 通过肺、脾的作用,把营气和卫气运送至全身

营气和卫气经由经络和血管,循环全身。

"先天之气"和"后天之气"

水谷精微 + 大自然清气

↓

宗气　…以营气(营血)、卫气的形式循环全身

↓

机能
○生命活动的能量
○调控脏腑、筋骨
　的功能
○生成气、血、水

后天之气…大自然清气与水谷精微化
生的"气"的总称　→生成→

气
血
水

活性化

精

功能
○生命的原始能量
○与成长、发育、生
　殖相关

↓

先天之气…原本储存在"肾"里面的气(与生俱来,会随着年
龄的增长而逐渐减少)

"血"：向体内各器官组织输送营养

"气、血、水"的"血"，在中医学中并不单指血液，还表示全体营养成分。

前面我们讲过，从饮食中所取得的水谷精微和大自然清气所生成的宗气，分成"营气"和"卫气"。营气会进一步转化成"血"，具有滋润、提供养分给体内各器官组织的作用，又被称为"营血"。"血"和"气"有着密不可分的关系，因为"血"是在"气"的推动下循环全身。"血"按阴阳论，属于"阴"。

"血"的功能

"血"的功能如下：

① 滋润并提供养分给人体各器官组织。

② 构成人类精神活动的物质基础。血足则神明，血亏则神蒙。又如，血热（热入血分）会导致烦躁不安、胡言乱语等神志失常的表现。

"血"和"五脏"的关系

下列是与"血"密切相关的"脏"。

肺：吸入大自然清气，参与"血"的生成，并掌控一身之"气"，推动"血"的运行。

脾：提供水谷精微，化生"血"，并统摄"血"的运行，使其行于脉中而不致外溢。

心：主宰一身之"血"，保证养分输送至全身器官、组织，同时掌控血流速度与力量。

肝：藏"血"，其功能体现在除了贮藏血液之外，还可以调节全身的血液分布（量的调整）。

"血"生成的过程

口　摄入饮食物

脾、胃　消化饮食,化生水谷精微

在脾的作用下把水谷精微输送至肺

肺　从鼻吸入的大自然清气和水谷精微结合,生成宗气

宗气分成营气(营养身体)和卫气(保护身体)

在肺、脾的作用下,把营气和卫气宣散出去

营气和卫气通过血脉,循环全身

营气化生为"血"

肝　贮藏"血",并调节血量

在心的推动下,"血"被运送至全身

"血"通过血脉循环全身

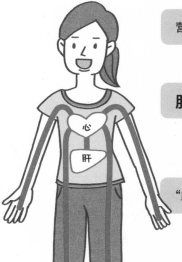

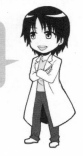

中医学上的"血"并非单指西医学上的血液,还包括由"血"化生的营养物质(比如"精")。它还是人类精神活动的基础物质。

※ 血脉:"血"运行的通道,包括经络与西医学上的血管。

"水(津液)"：布散全身,滋润濡养

在中医学中,"水"(津液)是除了"血"之外体内正常体液的总称,如胃液、淋巴液、泪液、唾液、鼻涕等。

水的循环

"水"的生成有赖于脾、胃、小肠吸收饮食物中的水分及营养。"水"会渗入血脉之中,与营气相合,成为化生血液的基本成分。因此,当因大汗、大泻而导致津液急剧耗伤的时候,机体的循环血量也会减少。

"水"在肺、脾、三焦的作用下布散全身,滋润肌肤,濡养筋骨,滋养脏腑,滑利经脉。多余的以及利用后的"水"以汗液、尿液的形态排出体外。这些与水分代谢相关的功能主要由"肾"来掌控。

"水"按阴阳论,属于"阴"。

"水"的功能

① 滋润人体各器官组织。

② 使关节运动顺畅。

③ 生成汗液、尿液。

与"水"密切相关的五脏

脾：通过脾的散精作用,将"水"运送至肺及全身。

肺：肺"通调水道",一方面将"水"布散于体表,并将多余的水液代谢转化成汗液排出体外；另一方面将"水"输送至肾与膀胱。

肾：肾"主水液"。肾掌管人体的水液代谢主要表现在两个方面。一是调控参与水液代谢的脏腑的功能；二是决定着尿液的分泌量和排泄量。这对整个水液代谢的平衡至关重要。同时膀胱的贮尿与排尿,即膀胱的开合也要依赖肾的作用。

"水"生成的过程

口 摄入饮食物

↓

在脾的作用下把水谷精
微输送至肺部

脾、胃 消化饮食物，生成水谷精微
从水谷精微中分离出"水（津液）"

→ 在肺生成"宗气"，
转换成"卫气"和
"营气"

在肺、脾、三焦（参见第76~77页）的作用下

↓

"水（津液）"循环全身

↓

肺将多余的"水"代谢转化成汗液排出体外，
另一方面将"水"输送至肾

肾 将"水"分成可回收再利用的"水"，
和需要排泄的"水"。肾掌管所有
与水液代谢有关的功能

↓

膀胱 以尿液的形式排出不需要的"水"

肺

肾

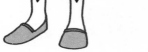

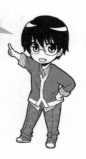

"肾"掌控着人体整个水液代
谢的平衡，这点要多加注意！

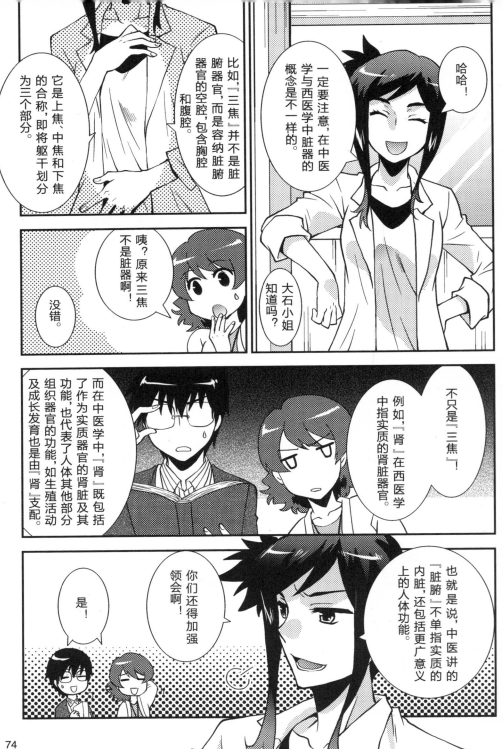

比如，『三焦』并不是脏腑器官，而是容纳脏腑器官的空腔，包含胸腔和腹腔。

它是上焦、中焦和下焦的合称，即将躯干划分为三个部分。

一定要注意，在中医学与西医学中脏器的概念是不一样的。

哈哈！

大石小姐知道吗？

咦？原来三焦不是脏器啊！

没错。

而在中医学中，『肾』既包括了作为实质器官的肾脏及其功能，也代表了人体其他部分组织器官的功能，如生殖活动及成长发育也是由『肾』支配。

例如，『肾』在西医学中指实质的肾脏器官。

不只是『三焦』！

也就是说，中医讲的『脏腑』不单指实质的内脏，还包括更广意义上的人体功能。

你们还得加强领会啊！

是！

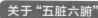

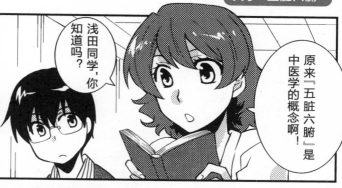

原来『五脏六腑』是中医学的概念啊！

浅田同学，你知道吗？

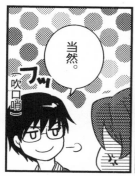

当然。

[吹口哨]

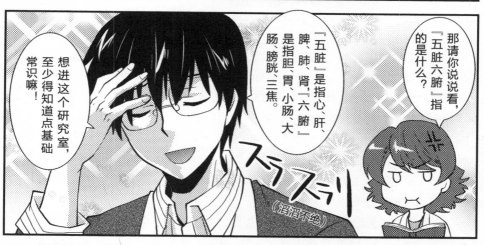

那请你说说看，『五脏六腑』指的是什么？

『五脏』是指心、肝、脾、肺、肾，『六腑』是指胆、胃、小肠、大肠、膀胱、三焦。

想进这个研究室，至少得知道点基础常识嘛！

（滔滔不绝）

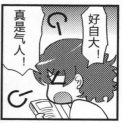

好自大！

真是气人！

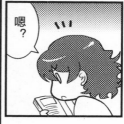

嗯？

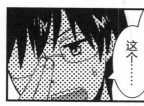

呃，这个……三焦……

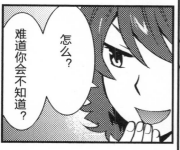

怎么？难道你会不知道？

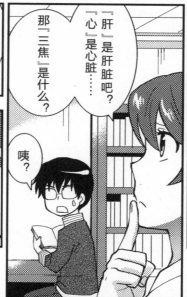

那『三焦』是什么？

『肝』是肝脏吧？『心』是心脏……

咦？

75

"脏腑经络"论①

何谓"五脏六腑"?

脏腑经络论,是中医学探讨人体结构的基础理论。下面先从"脏腑"说起吧!

提到"脏腑",大家都会理解为"内脏"。

本书在第一章的五行说中提到,中西医对内脏器官的论述是有差异的。中医学的"脏腑",不单指西医学上的内脏,同时也包括了其功能以及更宽泛意义上的人体运作机制。

另外,五行说中提到"五脏五腑",而非我们通常说的"五脏六腑",那么多出来的那一个"腑"指的是什么呢?下面会详细说明。

"五脏"指心、肝、脾、肺、肾,而相对应的"腑"则是小肠、胆、胃、大肠、膀胱。还有一腑为"三焦",简单说来,指收纳"脏腑"的胸腔和腹腔。

"六腑"的主要作用是对食物进行消化吸收,并转化为水谷精微。另外,除了作为"水(津液)"的通道、代谢水分之外,"六腑"还有囤积、排泄粪便和尿液等功能。

"脏"和"腑"互为表里关系,相互协助,形成肝和胆、心和小肠、胃和脾、肺和大肠、肾和膀胱的组合关系。

特别是关系密切的"脏腑",比如"脾胃",就代表了整个消化系统。此外,由于"气""血""水(津液)"的生成和运转,和脏腑有着密切的关系,因此即使一个"脏"出现异常,也会对其他的"脏"或"腑"造成影响。

"五脏六腑"的基本功能

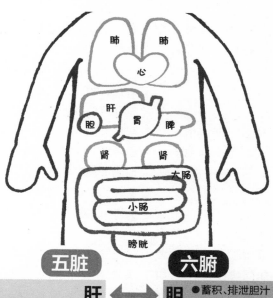

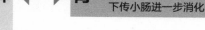

五脏		六腑	
● 贮藏"血" ● 调节"气"和"血"的循环	**肝** ↔	**胆**	● 蓄积、排泄胆汁 ● 掌控决断力
● 掌管一身之血脉 ● 调控精神活动	**心** ↔	**小肠**	● 把胃里消化过的食物,进一步 转化为水谷精微和食物残渣
● 掌管饮食物的消化吸收 ● 将营养物质输布全身 ● 控制血液正常运行,避免外漏	**脾** ↔	**胃**	● 负责饮食物的初期消化,形成食糜, 下传小肠进一步消化
● 掌管呼吸运动 ● 控制一身之气的运行和水液 的流动 ● 护卫肌表,抵御外邪("卫气" 行于皮肤肌肉之间)	**肺** ↔	**大肠**	● 从来自小肠的食物残渣中吸收 水分,形成粪便排出体外
● 为"先天之本",掌管成长、 发育、生殖 ● 主持和调节水液代谢,制尿、 排尿至膀胱	**肾** ↔	**膀胱**	● 贮存尿液,排泄尿液
		三焦	● 收纳脏腑,并且是水液与元气 运行的通路

※ "三焦"具有功能,并没有实体,被称为"无形之腑"。

"肝"气不调,焦虑、易怒、胸胁痛

"肝"与"气""血"有非常密切的关系。"肝"功能的异常,还会影响人的精神活动。

"肝"的功能

① 控制"气"的运行,调畅情志。

② 贮藏"血",调节循环全身的血流量。

与"肝"密切相关的脏腑组织

"肝"和六腑中的"胆"关系极为密切,"胆"的功能附属于"肝",同时两者相互影响,所以肝胆同病极为常见,如肝胆湿热、肝胆火旺等。此外,"肝"也与头目、筋膜部位以及泌尿生殖系统的功能运作关系密切。

"肝"功能异常的原因

西医认为,病毒、酒精、过劳是造成肝脏异常的原因;中医则认为,"肝"功能异常是因长期累积的压力(如愤怒、焦虑、抑郁)、过劳、营养不足所致。两者在认识上有共通的地方。

"肝"功能异常的表现

"肝"会因为生活不节制或过劳而产生功能紊乱,直至引起肝脏发炎。肝脏发炎的症状有呕吐、腹部膨满、口苦、右胁下疼痛等,病情一旦恶化,还会形成黄疸、肝内胆管结石等。

"肝"调节"气"的作用一旦出现障碍,就会引起"气逆上冲",产生焦躁、易怒、面红、目赤、头痛、头晕、胸胁苦满、血压升高等所谓"肝火上炎"症状;或者"肝气郁结",出现胸胁、两乳、小腹、前阴等部位的胀满、疼痛,情绪抑郁等,女性朋友很容易患乳腺疾病。此外,也会影响"脾胃"的消化功能。

另外,"肝"还有"藏血"的功能。一旦发生异常就会造成"血"不足,导致头晕,眼睛干涩,皮肤光泽变差,容易抽筋,知觉麻痹等,女性还会出现月经不调,如无月经或经血量不足等。

因此,在出现"肝"功能异常的时候,需要调整"气"的运行,同时要改善"血"的不足,如疏肝理气,养肝补血。

情志

人的心理活动,也可以说人对外界环境刺激的不同情绪反应,中医学统一称为"情志"。其中有代表性的七种正常情志活动为喜、怒、忧、思、悲、惊、恐,称为"七情"。任何事物的变化,都有两重性,既能有利于人,也能有害于人。同样,人的情绪、情感的变化,亦有利有弊。如《养性延命录》所说:"喜怒无常,过之为害。"

※ 胸胁苦满:心口窝至胸部侧面感到胀满、憋闷,按压肋骨下方时,会有阻力感。

"肝"的主要作用

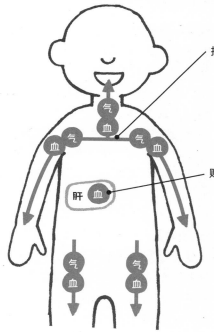

控制"气"的运行。

贮藏"血",并调节全身的血流量。

肝 血

与"肝"密切相关的脏腑组织

● 六腑的"胆"
● 泌尿生殖系统、眼睛、指甲、肌腱、韧带、筋膜

"肝"功能异常的表现

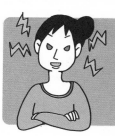

"气"不调的异常表现

"气逆上冲"：焦躁易怒、面红目赤、胸胁苦满、血压升高等；"肝气郁结"：胸胁、两乳等部位胀痛不适，情绪抑郁，女性易患乳腺疾病

肝脏发炎引起的症状

呕吐、腹部膨满、口苦、右胁下疼痛等
➡病情恶化时，会形成黄疸、肝内胆管结石等

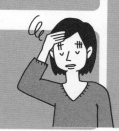

"血"不足的异常表现

头晕，眼睛干涩，皮肤光泽变差，容易抽筋，知觉麻痹等，女性还会出现月经不调，如无月经或经血量不足等

"心"好不好，看脸色就知道

中医认为，"心"为"君主之官""五脏六腑之大主"，作用最为重要。它不仅负责将"血"运行于周身，同时还主管人的精神、意识、思维活动。

"心"的功能

① "心主血脉"：将血液运至全身，并保障血脉的畅通。

② "心主神明"：掌管精神、意识、思维和睡眠。

与"心"密切相关的脏腑组织

与"心"相对应的"腑"是"小肠"。另外，"心"的功能也反映在面、舌的状态以及汗液的分泌上。比方说，一个人的脸色、舌头的运动、味觉、语言等，都会被"心"的功能状态所影响。

"心"功能异常的原因

营养不足、肥胖、严重的精神伤害、持续性的精神压力或睡眠不足，都会让"心"的功能产生异常。

"心"功能异常的表现

"心"掌管着人体的血液循环和精神活动。当出现异常时，就会引起心慌、胸闷、焦虑不安、意识混乱等异常表现。

"心气"一旦不足，往往会引发神经衰弱、心血管神经官能症、冠状动脉供血不足、健忘症等。如果病情进一步发展，就会出现身体虚冷、大汗淋漓、脸色苍白、意识淡漠等。

而"心血"亏虚，会引起贫血、自律神经失调、失眠症等，严重时还会出现持续低热或潮热、烦渴、躁狂等症状。

中医认为，"舌为心之苗"。通过对舌的观察，可以了解"心"的功能状态。舌的主要生理功能是司味觉和表达语言，所以"心"的功能正常，则舌体柔软，味觉灵敏，语言流利；若异常，则可导致味觉的改变和舌强语謇等病理现象。又如，心气不足，则舌质淡白胖嫩；心血亏虚，则舌质红绛瘦削；心火上炎，则舌质红赤，甚则生疮；心血瘀阻，则舌质暗紫，或有瘀斑。

无论心气不足，还是心血亏虚，或者心血瘀阻，都会互相影响，导致气血运行失衡。因此"心"功能异常时，重要的是要调整"气""血"的状态，使其恢复平衡。

"心"，其华在面

人的面部血脉极为丰富，而"心主血脉"，因此"心"的生理功能通过面部色泽变化得以反映。

当"心"功能良好，气血充盈，循环通畅时，则面色红润，光彩有神；若心脉气血不足，则面色苍白；若心脉气血瘀阻，就会面色晦暗或青紫。

"心" 的主要作用

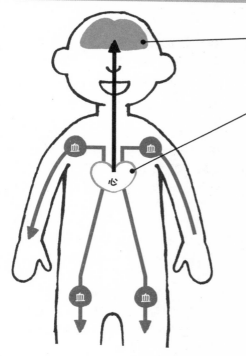

主管人的情感、意识、思维等各种精神活动。

将血液运至全身，并保障血脉畅通。

与 "心" 密切相关的脏腑组织

● 六腑的 "小肠"
● 舌、脉、汗腺

"肝" 功能异常的表现

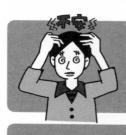

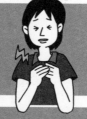

"心" 功能异常的表现
常见症状：心慌、胸闷、焦虑不安、语言不利、口舌生疮等

"气" 不足造成的异常
神经衰弱、心血管神经官能症、冠状动脉供血不足、健忘症、自汗等
➡加重时，出现身体虚冷、大汗淋漓、脸色苍白、意识淡漠等

"血" 不足造成的异常
贫血、自律神经失调、失眠症等
➡加重时，出现持续低热或潮热、烦渴、躁狂等

"脾"气不佳,吃饭不香

"脾"承担着消化饮食,吸收营养物质,并将其运输到全身的功能。

"脾"的功能

① 从胃和小肠消化过的食物中进一步分离出供给人体的养分(水谷精微),再通过散精作用,将其上输于肺,布散全身。还能运化水液,防止水液在体内积聚,维持水液代谢平衡。

② "脾"的升清(水谷精微)作用,可以预防内脏下垂。

③ "脾统血",即控制血液在脉中正常运行而不溢出脉外。

与"脾"相关的脏腑组织

"脾"与六腑的"胃"相对应,在食物的消化吸收中占有重要地位,因此脾胃合称为"后天之本"。此外,肌肉(包括脂肪及皮下组织)、口(主要指口唇、口味、食欲、唾液),都会受其影响。

"脾"功能异常的原因

"脾喜燥恶湿"。恶,即厌恶。当然也可以说"脾"惧怕湿气。当自然界出现雨水过多、湿气太盛的反常气候时,人体多出现腹满、食欲减退、身体倦怠、四肢困重、大便溏泄等"脾"病。饮食不节或过劳,也会导致湿邪(当湿气成为致病的原因时,则称为湿邪)内生困"脾",出现上述不适。

"脾"功能异常的表现

"脾"的功能异常,除了消化活动变弱,引起上述腹满、腹泻等症状外,还会导致"脾"气下陷,容易引起内脏下垂,以及尿血、便血(如"柏油样大便")、女性月经出血异常等出血倾向。女性月经出血异常,多表现为月经先期,量多色淡,甚则崩漏不止等。

湿邪困"脾",水液停滞,除了引起四肢倦怠、困重外,还会出现浮肿现象。湿聚成痰,还会生成瘰疬、结核。

《黄帝内经》说:"脾气通于口,脾和则口能知五谷矣。"因此,"脾"失健运,就会引起口淡无味、口甜、口腻等异常感觉,影响食欲,还会引起唇炎。

另外,口唇的变化能反映出"脾"的状况。口唇红润而有光泽,表明脾气健旺,营养良好;口唇淡白或萎黄,没有光泽,则说明脾气不足或内湿困脾,导致脾气不振。

"脾"功能异常的时候,可以根据具体的表现,或健脾,或除湿,恢复其升清运化的功能。

※ 忧思伤脾:思,即思考、思虑,是人的精神、意识、思维活动的一种状态。正常的思考对机体的生理活动并无不良的影响,但若思虑过度或所思不遂,就有可能损害健康。中医认为,脾气健旺,化源充足,气血旺盛,则思维敏捷,久思不疲。脾虚则不耐思虑。若思虑太过,可使脾气壅滞,运化失司,初则饭茶不香、脘腹胀闷,久则易致面色萎黄、头晕目眩、心悸、健忘等。

"脾"的主要作用

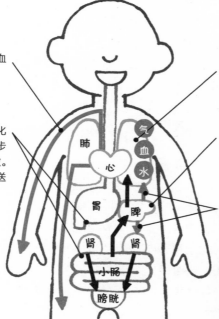

避免血液漏出血管外。

把胃和小肠消化后的饮食进一步提取水谷精微。剩余的残渣则送至大肠。

气
血
水

肺

心

胃

脾

肾　肾

小肠

膀胱

通过散精作用把水谷精微上输于肺,然后布散全身。

具有的升清(水谷精微)作用,可以预防内脏下垂。

运化水液,防止水液积聚,维持水液代谢平衡。

与"脾"有关的脏腑组织

- 六腑的"胃"
- 口、唇、肌肉、脂肪及皮下组织

"脾"功能异常的表现

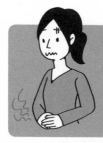

"脾"气不足
面色苍白、食欲不振、腹泻、内脏下垂、异常出血(如皮下出血、尿血、便血、女性月经出血异常)

"脾"失健运
消化不良、恶心、打嗝、味觉障碍、唇炎

"湿邪"困脾
软便、腹部膨满、身体倦怠、四肢困重、身体浮肿

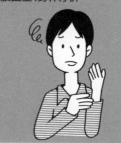

秋冬时节,病毒容易伤"肺"

"肺"是呼吸系统的中枢,但在中医学中它还有不同于西医学的其他功能。

① "肺"主气。"肺"从自然界吸入清气,呼出体内浊气,实现体内外气体交换的新陈代谢过程。清气与"脾"上输的水谷精微结合,生成宗气,贯通心脉,推动血行,营养周身。

② 统筹全身之"气"的运行,并将水谷精微与津液布散全身,外达皮肤。

③ "肺"通调水道。通,疏通;调,调节;水道,指水液输布、运行、排泄的通道。所以,中医称"肺"为"水之上源",在水液代谢中发挥重要作用。代谢后的水液,在肺气的作用下,一部分化为汗液外泄,一部分下行经"肾"达"膀胱",成为尿液排出体外。

与"肺"密切相关的脏腑组织

与"肺"相对应的"腑"是"大肠"。此外,"肺"与鼻子及嗅觉相关,同时与体表也有密切的联系。所以"肺"的状况可以从皮肤上体现出来。健康的皮肤表明肺气充足。

"肺"功能异常的原因

"肺"通过呼吸与自然环境息息相通,容易招致外邪病毒的侵袭。风、寒、湿、燥之外邪,均容易袭肺;痰饮、火热之内邪,也容易伤肺。因此"肺"有"娇脏"之称,古人喻之为"虚如蜂窠"。秋冬时节要特别注意。

"肺"功能异常的表现

"肺"掌管呼吸系统,所以病邪侵袭,影响肺气的宣发、肃降,就会出现咳嗽、吐痰、气喘等肺气上逆的表现。中医认为,鼻子为"肺"之窍,喉咙为"肺"之门,"肺"功能异常,还会出现喉咙痛、嗓音嘶哑、鼻塞、流涕、嗅觉异常等。

"肺"生"宗气","宗气"会转化为"营(营养)气"和"卫(保卫)气"。"营气"行于脉中,"卫气"行于脉外,营养、保卫全身各处,外达皮肤,内至脏腑。肺气不足,就会出现免疫力下降,导致容易疲劳、动则气喘、怕风恶寒、容易感冒、自汗不止、皮肤干燥等。

"肺"功能异常,还会影响水液代谢,出现不出汗、半边汗、头面或四肢浮肿等症状。

"肺"功能出现异常,中医往往根据不同情况,给予"补肺""宣肺""清肺""润肺"等针对性的调理。

※ 中医认为"肺"掌管着"皮毛",皮毛是指体表的组织,包括皮肤、汗腺、毛囊等。这些组织能抵御外邪的侵袭。如果肺气不足,体表的抵抗力就会减弱,容易感冒,自汗,皮肤会变得干燥、发痒、起风疹等。

"肺"的主要作用

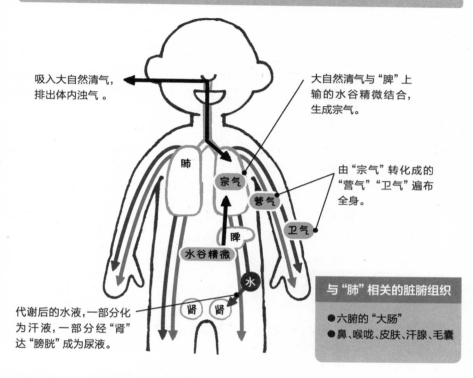

吸入大自然清气，排出体内浊气。

大自然清气与"脾"上输的水谷精微结合，生成宗气。

由"宗气"转化成的"营气""卫气"遍布全身。

肺

宗气

营气

卫气

脾

水谷精微

水

肾　肾

代谢后的水液，一部分化为汗液，一部分经"肾"达"膀胱"成为尿液。

与"肺"相关的脏腑组织

● 六腑的"大肠"
● 鼻、喉咙、皮肤、汗腺、毛囊

"肺"功能异常的表现

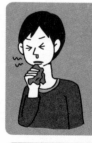

外部病因所造成的异常

鼻塞、流涕、打喷嚏、头痛、喉咙痛、干咳或伴有稀痰、怕冷、发烧、皮肤起风疹

➡加重时，出现强烈的咳嗽、吐浓痰、气喘，甚至呼吸困难

肺气不足造成的异常

免疫力下降、容易疲劳、动则气喘或出汗、怕风、恶寒、容易感冒、自汗不止、皮肤干燥等

水液代谢异常出现的不适

不出汗、半边汗、头面或四肢浮肿等

"肾"掌管成长、发育、生殖

中医认为，"肾"为先天之本。"肾"的功能是决定人先天禀赋强弱的根本，是重要的生命力泉源。

"肾"的功能

① "肾藏精"，掌控成长、发育、生殖。

② "肾主水"，主持和调节水液代谢、制尿、排尿。

与"肾"密切相关的腑脏组织

与"肾"相对应的"腑"是"膀胱"。此外，脑（脑髓）、骨（骨髓）、齿、发、耳、尿道、肛门、生殖器也和"肾"有密切的关系。

"肾"功能异常的原因

除了先天禀赋不足之外，久居寒湿之地、过度劳累、伴随着恐惧的精神压力、盐分摄取过多、饮酒过多、性生活不节制等，都是造成"肾"功能异常的原因。

"肾"功能异常的表现

"肾精"不足，人体便开始老化，如掉牙、早白发、脱发、腰腿弱等，也会导致儿童发育迟缓，如走路、长牙的年龄推迟，身材矮小。"肾精"还负责产出精子和卵子，掌管人的月经、性欲、生殖等。"肾"功能不强，生殖机能便不能正常运作，会导致成人出现不孕、不育、阳痿、性冷淡等生殖机能上的弱化现象。

"肾"主骨，生髓，通于脑，"肾精"不足，则骨变脆、易骨折、驼背，更会出现头晕、头痛等症状。

中医讲，耳为"肾之窍"，因此，一旦上了年纪，"肾"功能有所衰减，便会引起听力的下降和耳鸣。

"肾"主持全身的水液代谢，与西医学上的肾脏一样，有产尿、排尿的功能。中医还认为，一切参与水液代谢的脏腑功能都通过"肾"的气化作用来调节。因此当"肾气"虚弱，则会出现排尿难、尿量少、浮肿等症状，又可以出现夜间排尿次数增加、尿量增多等"肾气"不固的现象。

出现以上症状时，就要滋养"肾精"，补足"肾气"。

※ 肾主藏精

"精"指的是从父母那里继承而来的"先天之气"与通过水谷之精微获得的"后天之气"两者结合之物。"精"在人的生长、发育、生殖等过程中担当着重要角色。"精"亦被称为"肾精"，是"肾"功能活动的物质基础。

※ 肾气

肾气，即"肾精"所化生之气，是指"肾精"所产生的生理功能。"肾精""肾气"两者可分不可离，故同称为"肾中精气"。

※ 肾阴、肾阳

是肾中精气所具有的两种作用相反的功能。肾阴，又称元阴，为人体阴液的根本，对机体各组织起着滋养、濡润的作用。肾阳，又称元阳，为人体阳气的根本，对机体各组织起着推动、温煦的作用。如，肾阴虚常见五心（心口窝与两手脚心）烦热、盗汗（睡觉时出汗，醒来后汗止）；肾阳虚常见腰膝酸软、怕冷、手脚冰凉等。

"肾"的主要作用

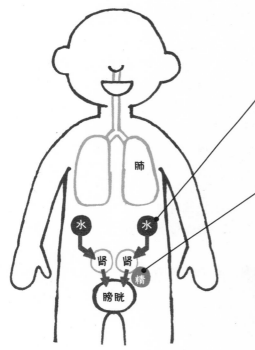

肺

水 水

肾 肾

精

膀胱

主持全身的水液代谢。体内的"水"代谢利用后的浊液通过"肾"形成尿液排泄。

贮藏"精"（由先天之气和后天之气合成），掌管成长、发育、生殖。

与"肾"有密切关系的脏腑组织

● 六腑的"膀胱"
● 脑（髓）、骨（髓）、发、耳、齿、生殖器、肛门

"肾"功能异常的表现

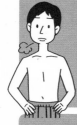

"精气"不足
人体早衰，如掉牙、早生白发、脱发、脸上长黑斑等；腰腿弱、驼背、骨变脆、易骨折等；儿童的发育迟缓、身材矮小等；头晕、耳背、乏力、精神倦怠

"肾阴"不足
午后发热、五心烦热、耳鸣、失眠、盗汗、喉咙干渴、舌头红、舌苔少或无苔

"肾阳"不足
怕冷、手脚冰凉、腰膝酸软；小便难、尿量少、浮肿，或夜间排尿次数增加、尿量增多；晨间腹泻；舌头胖大，舌边有齿痕

对生殖系统的影响
不孕、不育、阳痿、早泄、性冷淡、遗精、经闭等

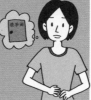

辅助"五脏",进行消化、吸收与排泄

胆、胃、小肠、大肠、膀胱、三焦统称"六腑",主要承担着对饮食物进行消化吸收,并把不需要的废旧物质排出体外的作用。

首先,饮食会在"脾"的控制下,由"胃"初步消化后,在"小肠"进一步分成"清(水谷精微)"和"浊(食物残渣)"。然后,"清"者由小肠吸收后通过"脾"输送至"肺"。

另一方面,"浊"者被送至大肠。大肠会从"浊"当中吸收水分,把剩余的残渣(糟粕)转化成粪便的形态从肛门排出。"胆"的功能也会影响脾胃的消化吸收。同时,"膀胱""三焦"在人体水液代谢中发挥着重要作用。

"六腑"除三焦外,与"五脏"一一对应,具有辅助"脏"运作的功能,如,"胆与肝""小肠与心""胃与脾""大肠与肺""膀胱与肾"。当"腑"出现任何障碍时,相应的"脏"也会发生异常。

至于"三焦",作为无形之腑,是"气"和"水(津液)"的通道,在人体代谢中发挥重要作用。

胆

"胆"贮藏、分泌胆汁,泄于小肠帮助消化。中医认为胆汁为清净之液,故称"胆"为"中精之府"。

胃

"胃"接受、容纳、消化饮食物,并承担主要的消化功能,是人体的营养之源,被称为"水谷之海"。

小肠

进一步消化来自"胃"消化后的食糜,将其分解为"清(水谷精微)"和"浊(食物残渣)"。"清"者上运至"脾","浊"者下传至"大肠"。

大肠

"大肠"进一步从"小肠"传来的"浊"当中吸收水分,剩余的残渣(糟粕)成为粪便排出体外。

膀胱

"膀胱"具有贮尿和排尿的作用。"水（津液）"在体内循环利用后，下归于"肾"，在"肾"的气化作用下，"清"者流回体内，"浊"者变成尿液汇集于膀胱，排出体外。

三焦

"三焦"是中医脏腑学说特有的名称，认为是人体水液运行、输布、代谢和气机升降出入的通道。"三焦"没有实质的形态，一般指用来收纳脏腑器官的空腔。如，横膈膜以上的部位称为"上焦"（心、肺），横膈膜至肚脐之间称为"中焦"（脾、胃、肝、胆），肚脐至耻骨之间称为"下焦"（肾、膀胱、大肠、小肠），"三焦"便是三者的统称。因此，"三焦"也可以说是人体脏腑总体功能的概括。

"六腑"的主要功能

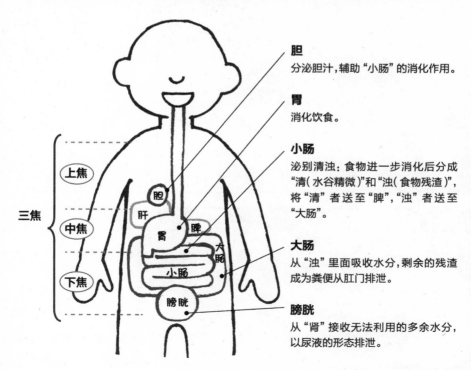

胆
分泌胆汁，辅助"小肠"的消化作用。

胃
消化饮食。

小肠
泌别清浊：食物进一步消化后分成"清（水谷精微）"和"浊（食物残渣）"，将"清"者送至"脾"，"浊"者送至"大肠"。

大肠
从"浊"里面吸收水分，剩余的残渣成为粪便从肛门排泄。

膀胱
从"肾"接收无法利用的多余水分，以尿液的形态排泄。

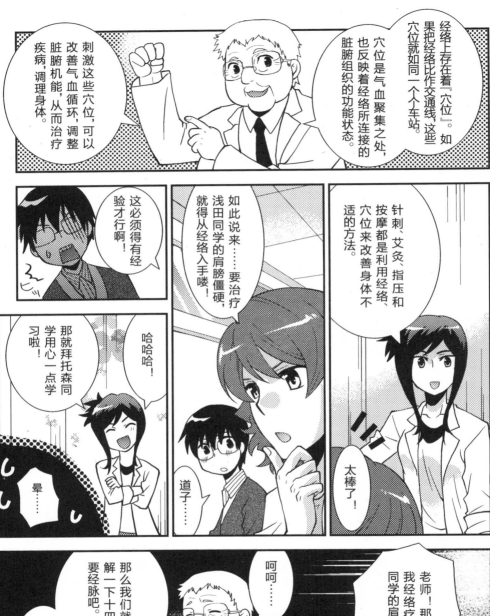

经络上存在着『穴位』。如果把经络比作交通线,这些穴位就如同一个个车站。

穴位是气、血聚集之处,也反映着经络所连接的脏腑组织的功能状态。

刺激这些穴位,可以改善气血循环,调整脏腑机能,从而治疗疾病,调理身体。

针刺、艾灸、指压和按摩都是利用经络、穴位来改善身体不适的方法。

太棒了!

如此说来……要治疗浅田同学的肩膀僵硬,就得从经络入手喽!

道子……

哈哈哈!

这必须得有经验才行啊!

那就拜托森同学用心一点学习啦!

晕……

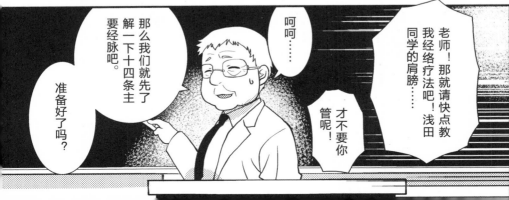

老师!那就请快点教我经络疗法吧!浅田同学的肩膀……

才不要你管呢!

呵呵……

那么我们就先了解一下十四条主要经脉吧。

准备好了吗?

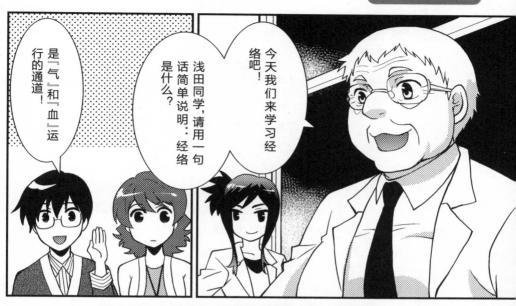

今天我们来学习经络吧！

浅田同学，请用一句话简单说明：经络是什么？

是『气』和『血』运行的通道！

正确！经脉和络脉作为『气』和『血』的通道遍布全身。

这些经脉、络脉统称为『经络』。

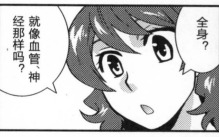

全身？

就像血管、神经那样吗？

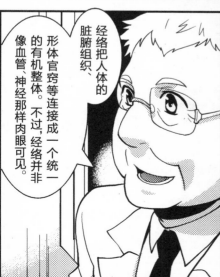

经络把人体的脏腑组织、形体官窍等连接成一个统一的有机整体。不过，经络并非像血管、神经那样肉眼可见。

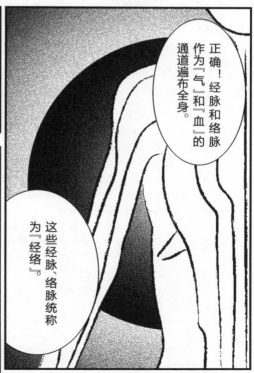

"脏腑经络"论②

经络：生命能量的通路

所谓经络是"气""血"运行的通道，是纵贯身体的"经脉"，以及宛如树枝般从"经脉"上延伸出来的"络脉"的统称。经络遍布于全身，内连身体内部的脏腑，外达体表部的肌肤，并且经络之间相互沟通，使人体的脏腑组织构成协调运作的统一体，就如同四通八达的地铁网络一样。

"穴位"是位于经络上的治疗点，就如同地铁线路上的一个个车站，是气血循环流通的出入口。通常来讲，用手指按压经络循行区域的肌肤时，感觉比其他部位酸胀、疼痛或者有凹陷的区域就是穴位。当气血运行受阻，脏腑功能出现异常时，与其相关联的经络就会受到影响，按压相应的穴位时，产生的刺激也会更加强烈，有的穴位区域还会出现僵硬感或者硬块，借此成为诊断的指标。根据世界卫生组织（WHO）认同的治疗效果，目前确认为人体共有 361 个穴位。

同时，经络、穴位也会成为病邪侵入的途径，进而对脏腑的功能带来不良的影响。

因此穴位是防治疾病的关键。通过针灸、按摩来刺激穴位，可以促进气血畅通，调整所属经络关联的脏腑的功能，改善身体状况，预防和治疗疾病。

※ 十二经脉和"奇经八脉"

十二经脉隶属于十二脏腑（五脏六腑，加"心包"。心包是中医学独有的概念，指包裹心脏的膜状脏器）。这些可以简称为"心经""肝经""脾经"等的经脉，与各自名字中包含的脏腑有密切的联系，负责调整该脏腑的运转。

十二经脉中的每一条经脉的具体名称，包括手或足、阴或阳、脏或腑三个部分。如，手太阴肺经、足太阳膀胱经。行于上肢者为"手经"；行于下肢者为"足经"；行于四肢内侧而属脏者为"阴经"并带所属脏名；行于四肢外侧而属腑者为"阳经"并带所属腑名。

古人还根据阴阳衍化之理，将"阴经"和"阳经"又分为"三阴经""三阳经"，其意义主要是表示阴阳之气的多寡或盛衰。阴最盛者，称太阴；其次称少阴；再次称厥阴，即"两阴交尽"之谓。阳最盛者称阳明，即"两阳合明"之义；其次称太阳；再次称少阳。

由此，十二经脉的具体名称如下：手三阴经：手太阴肺经、手少阴心经、手厥阴心包经；手三阳经：手阳明大肠经、手太阳小肠经、手少阳三焦经；足三阴经：足太阴脾经、足少阴肾经、足厥阴肝经；足三阳经：足阳明胃经、足太阳膀胱经、足少阳胆经。

依据每一经脉的具体名称，即可把握经脉在四肢的大体分布情况，以及哪条经脉连接哪个脏腑。

奇经八脉，包括任脉、督脉、带脉等八条经脉，因为和脏腑没有直接的配属关系，所以被称为"奇经"，具有调节十二经脉气血的作用，其中最具代表性的便是"任脉"和"督脉"。任督二脉加上前面提到的"十二经脉"，共计十四条经脉，被视为人体主要经脉。

经络的作用

经络

经络是"气血"运行的通路,也是病邪容易侵入的途径。

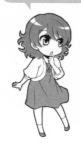

① **运行"气""血",调整脏腑功能**
"气""血"沿着遍布于身体的经络循环,调整各脏腑组织的功能。

② **反映脏腑功能的异常**
脏腑功能出现异常,其对应的经络、穴位区域会出现僵硬、硬结、疼痛等表现。

③ **发挥治疗和保健作用**
利用针灸、按摩等方法,在相关穴位上施加一定的刺激量,可激发和增强经络的调控功能,纠正气血失衡,发挥治疗和保健作用。

④ **成为病邪侵入的途径**

经络与穴位的示意图

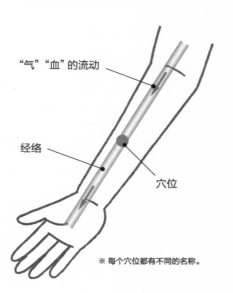

"气""血"的流动

经络

穴位

※ 每个穴位都有不同的名称。

十二经脉的命名规则

表示经脉通过上肢或者下肢（仅指四肢部位的循行路线）。

表示经脉属于阴经或阳经,以及阴阳属性的分类。

手 太阴 肺经

表示与哪个脏腑关联。

正经十二经脉① 手太阴肺经

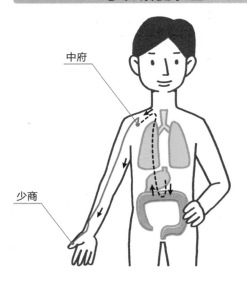

中府

少商

循行路线

起自中焦(胃附近),向下延伸至大肠,然后再往上行,经过肺、喉咙、胸部外上方,从位于肩膀窝附近的"中府"穴浅出体表。之后,经过手臂内侧上缘,向手肘、手腕方向下行,直到手拇指内侧指甲根部的"少商"穴。

主治

经脉沿线处的肌肉与关节痛、五十肩、咽喉痛、扁桃体炎、感冒、发热、咳嗽、气喘、腹胀、痔疮等。

正经十二经脉② 手阳明大肠经

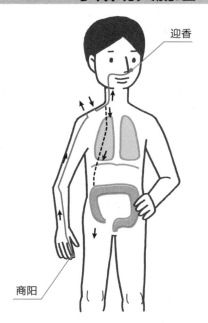

迎香

商阳

循行路线

起自食指内侧指甲根部的"商阳"穴,经过手腕,沿手臂外侧上缘往上延伸,到达肩峰后绕过肩胛骨,到达颈后高骨下方的"大椎"穴,再回到锁骨上窝,然后兵分两路:体表的经脉经过颈部、面颊、上唇,直到鼻翼旁边的"迎香"穴;体内的则经过肺,通过横膈膜,归属大肠。

主治

经脉沿线处的肌肉与关节痛、颈部与肩膀僵硬、痤疮、面神经麻痹、牙痛、鼻炎、咽喉疼痛、腹胀、腹泻、便秘。

※ --- 表示体内的经脉, —— 表示体表的经脉。

正经十二经脉③ 足阳明胃经

循行路线

　　起自鼻翼侧，经过眼睛下方的"承泣"穴后往下延伸，在下颚部位兵分两路。一条经由耳前，经过发际，直达额头；另一条则下行经过颈部、喉咙，在锁骨分成两路：一条潜入体内，归属于胃，另一条则从体表经过腹部、髋部、膝盖，沿着小腿外侧前缘，经过脚背侧，到达脚第二趾外侧指甲根部的"厉兑"穴。

主治

　　经脉沿线处的肌肉与关节痛、眼部红肿、鼻出血、下颚关节疼痛、口腔炎、胃痛、恶心、呕吐、腹胀、小腿抽筋。

正经十二经脉④ 足太阴脾经

循行路线

　　从脚拇指内侧指甲根部的"隐白"穴开始，沿着脚内侧往上，经过内踝、膝盖、大腿内侧，在腹部分成体内和体表两路。体内的经脉，归属于脾，往上通于心；体表的经脉则经过胸部，在腋下分成两路：一路经由体表在胸胁部的"大包"穴结束，另一路则进入体内，沿喉咙上行连接于舌根。

主治

　　经脉沿线处的肌肉与关节痛、语言不利、心悸、恶心、食欲不振、腹痛、腹胀、腹泻、四肢困重、下半身虚冷、痛经等。

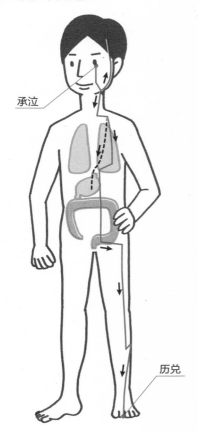

承泣

厉兑

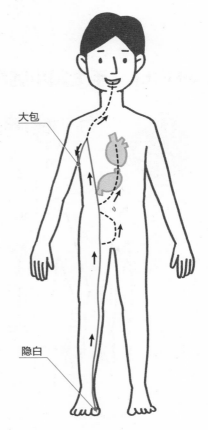

大包

隐白

正经十二经脉⑤ 手少阴心经

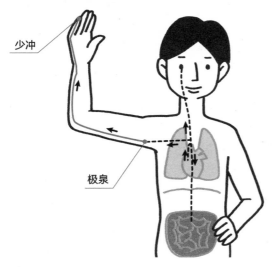

少冲

极泉

循行路线

起自心脏，一路向下经过横膈膜，降至小肠；另一路向上直行到肺，转至腋窝部的"极泉"穴浅出体表，沿上臂内侧下缘下行，经过肘、手腕，到达小指内侧指甲根部的"少冲"穴；还有一路沿着食管、喉咙上行，直达眼睛。

主治

经脉沿线处的肌肉与关节痛、眼花、目赤、心悸、胸闷、气喘、肋间痛、失眠、烦躁、焦虑不安等。

正经十二经脉⑥ 手太阳小肠经

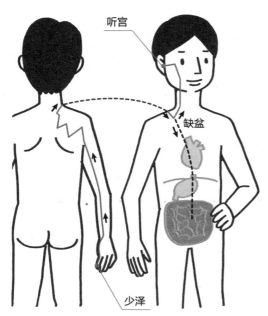

听宫

缺盆

少泽

循行路线

从手小指外侧指甲根部的"少泽"穴开始，经由手背外侧、手腕，沿着前臂下缘往上，到达肩膀后，绕行肩胛部，经过颈后高骨后，向前向下到达锁骨凹陷处的"缺盆"穴，然后分成两路。体内经脉沿食管经由心脏、胃，归属小肠；另一条体表经脉则沿着颈部往上，经过下巴、脸颊、外眼角，直到耳屏前的"听宫"穴（张口时呈凹陷处）。

主治

经脉沿线处的肌肉与关节痛、耳鸣、重听、咽喉痛、三叉神经痛、五十肩、胸闷、腹痛、腹泻、疝气等。

※ --- 表示体内的经脉，—— 表示体表的经脉。

循行路线

　　起自内眼角的"睛明"穴，往上经过额头，到头顶分成两路，一路由头内连接脑部，另一路经由后头部，在颈后分成两条经脉。一条沿着脊柱，平行向下延伸，在腰部进入体内连接肾，归属膀胱；另一经脉，经过肩胛骨内侧直下，经过臀部和大腿外侧、腘窝、小腿肚、外踝后缘，到达脚小趾外侧指甲根部的"至阴"穴。

主治

　　经脉沿线处的肌肉与关节痛、头痛、眼痛、视物模糊、迎风流泪、流鼻血、肩颈腰背痛、小便不利。

循行路线

　　起自脚小趾下方，延伸至脚心处的"涌泉"穴，浅出体表，经内脚踝后方，沿着小腿肚内侧上行，经过腘窝、大腿内侧，在会阴处分为两路。体表经脉沿着腹部、胸部往上，直到锁骨下方的"俞府"穴；体内经脉在抵达肾脏之后又分两路，一路连接膀胱，另一路上行连接肝、肺、心，沿着喉咙，抵达舌根。

主治

　　经脉沿线处的肌肉与关节痛、头晕、失音、声哑、咽喉疼痛、腰痛、腰膝酸软、下肢虚冷、脚部浮肿、小便不利等。

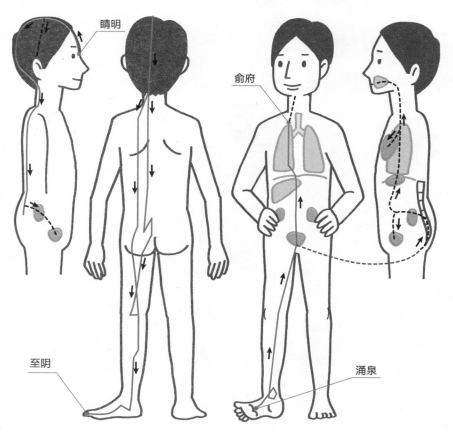

睛明

至阴

俞府

涌泉

正经十二经脉⑨ 手厥阴心包经

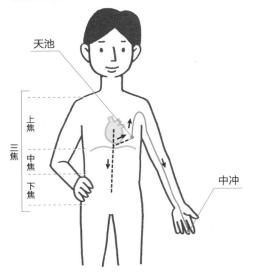

天池

上焦
三焦
中焦
下焦

中冲

循行路线

起自胸中,兵分两路:一路连接心包络向后向下经过横膈膜,从胸至腹,依次联络上、中、下三焦;一路从胸横出胁部乳头外侧的"天池"穴,上行至腋窝,沿着上臂内侧中线向下,再经肘窝、前臂两筋中间,进入手掌,沿着中指到达指端中央处的"中冲"穴。

主治

经脉沿线处的肌肉与关节痛、心悸、胸痛、肋间痛、乳痛症、腱消炎、手腕综合征、手心发热、精神亢奋、小儿夜啼等。

正经十二经脉⑩ 手少阳三焦经

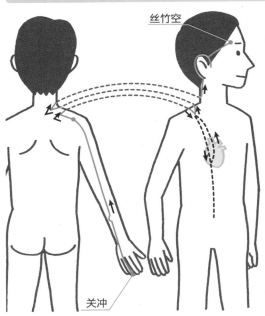

丝竹空

关冲

循行路线

起自手无名指外侧指甲根部的"关冲"穴,沿手背、前臂外侧上行,经过肘尖、上臂外侧到达肩部,走向身体前侧,经锁骨进入体内,在胸部分成两支。一支经心包(包覆心脏的外膜)向下,从胸至腹,归属上、中、下三焦;另一支则从胸部往上,从锁骨出,沿颈部上行,从耳后绕至鬓角,直达眉梢凹陷处的"丝竹空"穴。

主治

经脉沿线处的肌肉与关节痛、头目疼痛、视物不清、重听、耳鸣、腮腺炎、五十肩、腕管综合征、腹胀、水肿、遗尿等。

※ - - - 表示体内的经脉, —— 表示体表的经脉。

正经十二经脉⑪ 足少阳胆经

循行路线

起自外眼角的"瞳子髎"穴,体表的经脉上达额角,再下行至耳后"完骨"穴,然后从侧头部绕行,经"风池"穴沿颈部至肩膀,下行至腋部,沿侧胸部、季肋部向下经过髋关节、大腿外侧、膝关节外侧、外踝前部,沿脚背外侧到达脚第四趾外侧指甲根部的"足窍阴"穴。体内的经脉则是绕行脸颊(经过眼眶下),经颈部下行进入胸中,通过横膈膜,归属于胆,经过腹股沟在髋关节附近和体表经脉汇合。

主治

经脉沿线处的肌肉与关节痛、偏头痛、头晕目眩、视物模糊、耳鸣、口苦、食欲不振、肋间痛、腰扭伤、坐骨神经痛等。

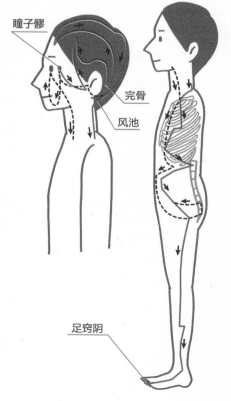

瞳子髎

完骨

风池

足窍阴

正经十二经脉⑫ 足厥阴肝经

循行路线

起自脚拇指外侧指甲根部的"大敦"穴,经由脚内侧、内踝前方向上,经膝内侧、大腿内侧,绕行阴部,上抵小腹,从位于肝脏前方的"期门"穴进入体内,兵分两路。一条经由肺,抵达中焦,归属于肝;另一条则经肺部上行,经喉咙、嘴巴、鼻子、眼睛,在头顶部与督脉相连接。

主治

经脉沿线处的肌肉与关节痛、头痛、眼睛充血、腰痛、胸胁痛、下半身浮肿、痛经、月经不顺、阳痿、排尿障碍、疝气等。

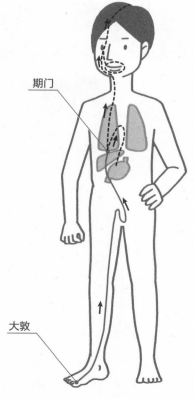

期门

大敦

奇经① 督脉

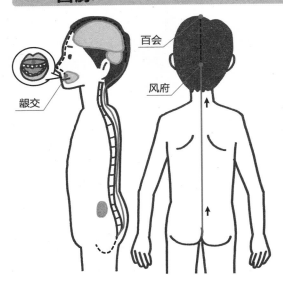

百会

风府

龈交

循行路线

起自骨盆内,从会阴部出来后,沿着脊柱经背部上行,到达后头部的"风府"穴,进入脑内,上行至头顶部的"百会"穴,向前下行经过额头、鼻柱,抵达位于上嘴唇内的"龈交"穴。

主治

经脉沿线处的肌肉与关节痛、头痛、头晕、鼻塞、咳喘、遗尿、痔疮、阳痿、不育症、小儿惊风等。

奇经② 任脉

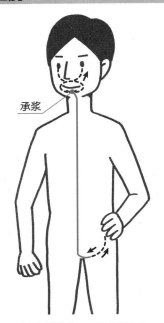

承浆

循行路线

起自骨盆内,从会阴部出来后,沿着身体前部正中线往上,经过咽喉,到达下嘴唇下方的"承浆"穴,进入内部,环绕口唇后沿着脸部往上,到达下眼眶。

主治

经脉沿线处的肌肉与关节痛、喉咙痛、腹胀、遗尿、带下、痛经、月经不调、不孕症等。

※ --- 表示体内的经脉, —— 表示体表的经脉。

第三章

看透疾病，找对根源

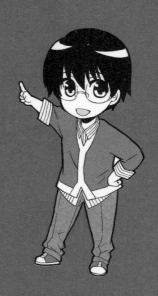

经常熬夜可不行啊。

没事。

不好意思，昨晚熬夜了。

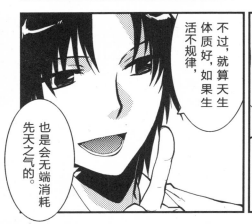

不过，就算天生体质好，如果生活不规律，也是会无端消耗先天之气的。

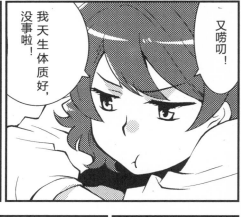

我天生体质好，没事啦！

又唠叨！

先天之气

后天之气

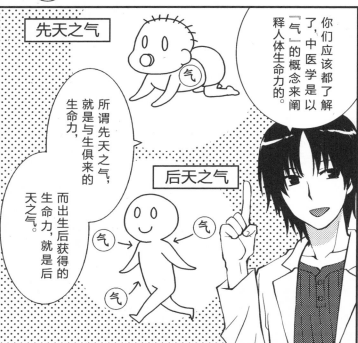

你们应该都了解了，中医学是以『气』的概念来阐释人体生命力的。

所谓先天之气，就是与生俱来的生命力，而出生后获得的生命力，就是后天之气。

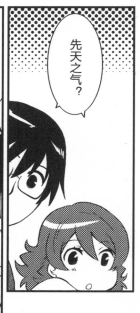

先天之气？

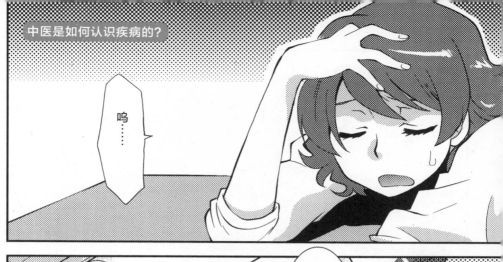

中医是如何认识疾病的？

呜……

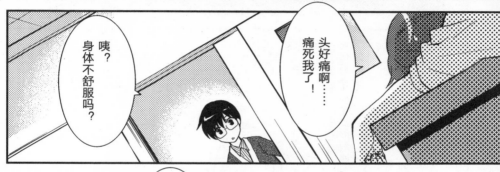

头好痛啊……痛死我了！

咦？身体不舒服吗？

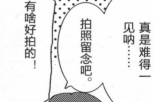

真是难得一见呐……

拍照留念吧。

有啥好拍的！

真是幸灾乐祸啊！

嗨！

呵呵，你们这么爱斗嘴啊？

咦？森同学，你没事吧？

后藤学长！

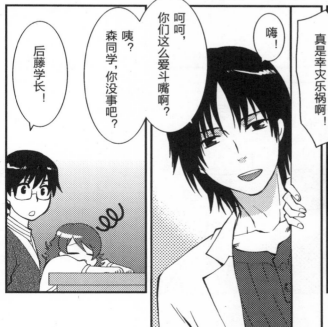

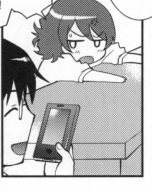

103

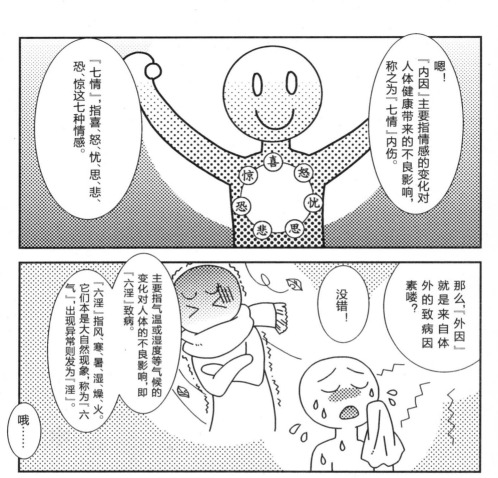

嗯！
「内因」主要指情感的变化对人体健康带来的不良影响，称之为「七情」内伤。

「七情」，指喜、怒、忧、思、悲、恐、惊这七种情感。

那么，「外因」就是来自体外的致病素喽？

没错！

主要指气温或湿度等气候的变化对人体的不良影响，即「六淫」致病。

「六淫」指风、寒、暑、湿、燥、火，它们本是大自然现象，称为「六气」，出现异常则发为「淫」。

哦……

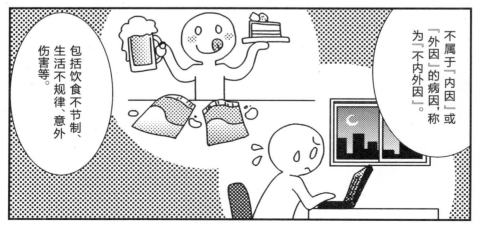

不属于「内因」或「外因」的病因，称为「不内外因」。

包括饮食不节制、生活不规律、意外伤害等。

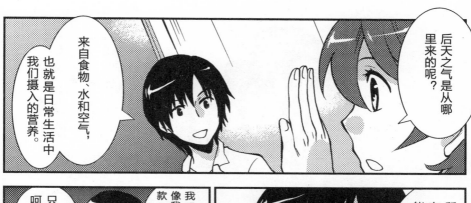

后天之气是从哪里来的呢?

来自食物、水和空气，也就是我们摄入的日常生活中营养。

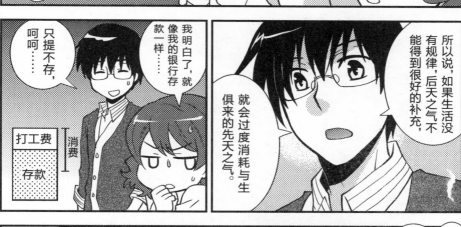

我明白了，就像我的银行存款一样……

只提不存，呵呵……

打工费

消费

存款

所以说，如果生活没有规律，后天之气不能得到很好的补充，就会过度消耗与生俱来的先天之气。

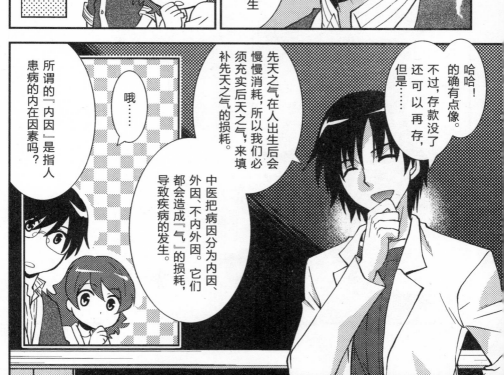

所谓的『内因』是指人患病的内在因素吗?

哦……

先天之气在人出生后会慢慢消耗，所以我们必须充实后天之气，来填补先天之气的损耗。

哈哈! 的确有点像。不过，存款没了还可以再存，但是……

中医把病因分为内因、外因、不内外因。它们都会造成『气』的损耗，导致疾病的发生。

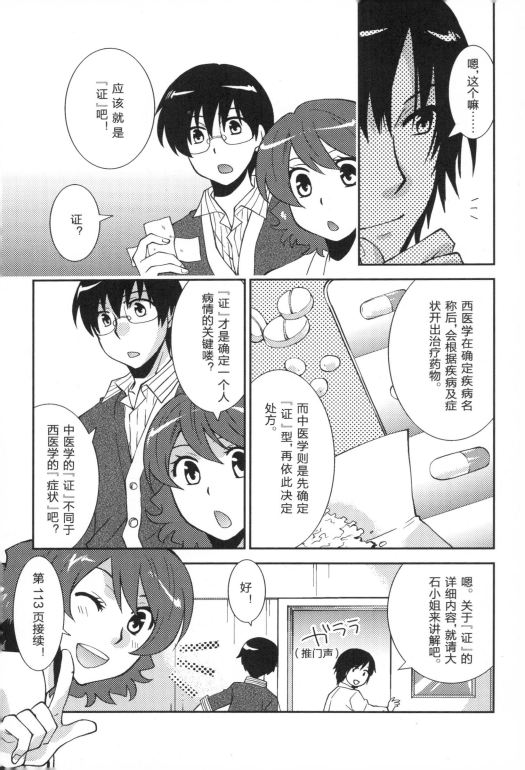

嗯，这个嘛……

应该就是『证』吧！

证？

西医学在确定疾病名称后，会根据疾病及症状开出治疗药物。

而中医学则是先确定『证』型，再依此决定处方。

『证』才是确定一个人病情的关键喽？

中医学的『证』不同于西医学的『症状』吧？

嗯。关于『证』的详细内容，就请大石小姐来讲解吧。

好！

ガララ
（推门声）

第113页接续！

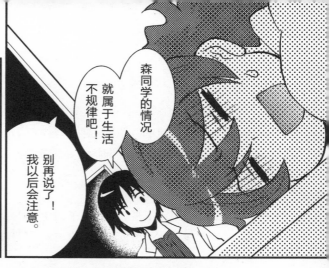

就是嘛！

森同学的情况就属于生活不规律吧！

别再说了！我以后会注意。

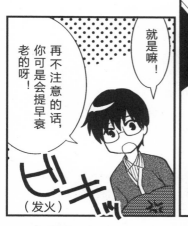

再不注意的话，你可是会提早衰老的呀！

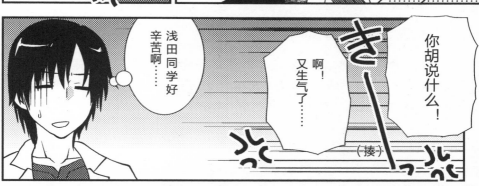

你胡说什么！

啊！又生气了……

浅田同学好辛苦啊……

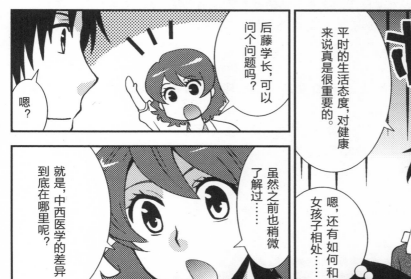

平时的生活态度，对健康来说真是很重要的。

（尴尬）

嗯，还有如何和女孩子相处……

虽然之前也稍微了解过……

就是，中西医学的差异到底在哪里呢？

后藤学长，可以问个问题吗？

嗯？

为什么人会生病?

对于"为什么人会生病"这个问题,有各种不同的解释。中医学一般从四个方面去认识,并主张预防疾病的同时,还要注意改善容易患病的体质。

第一:人的先天禀赋

这是从双亲那里继承下来的遗传因子,中医称为"先天之气",是人与生俱来的体质基础。如有过敏体质等遗传性家族史的人,了解相关的知识,对于预防过敏性疾病的发生就很有意义。

第二:后天的成长发育

通过饮食、运动、养生,人体"后天之气"不断地得到充实,这是人体健康的重要保证。拿房子来比喻的话,"先天之气"如同设计图,"后天之气"如同建筑材料,设计图再好,如果建筑材料糟糕的话,也造不出好房子。

第三:心理状态

不管体质多健康,如果没有良好的心理状态,就无法维持身体长久的健康。无论在职场还是在学校,以及社会生活的各个层面,各种压力都会对心理状态产生影响。因此注重心理调适,是打造健康身体的重要基石。

第四:外来因素

如气候的突然变化,病毒、细菌的侵袭,环境的污染,以及车祸等意外伤害,都会对健康造成损害。

因此,我们要充分了解以上造成疾病的主要因素,从而有效地预防疾病,打造不易生病的体质,维持健康的生活。

※ 先天之气:与生俱来的生命能量物质,受之于父母。

※ 后天之气:出生后通过饮食、呼吸所获得的后天性生命能量,与生活起居息息相关。

造成疾病的主要原因

生命力的构成

先天之气

自双亲身上继承下来的、与生俱来的遗传性能量，自己无法选择。既可以是体质健康的本源，也可以成为疾病的基础。

源自双亲的遗传性因素

- 过敏体质（哮喘、鼻炎、过敏性皮炎等）
- 高血压
- 风湿病
- 色盲
- ……

后天之气

出生后，由身体所摄取的饮食、吸入的空气等物质所生成，是维持生命所必需的能量，并且会受到生活习惯与居住环境的影响。

心理状态

就算有强健的身体，如果心理不健全，就无法呈现真正健康的生活状态。相反的，即使身患疾病，只要保持良好的心态，一样可以拥有幸福完美的人生。

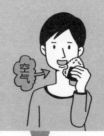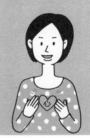

生命力

影响生命力的主要原因

外部因素	精神因素	饮食与生活态度等
● 自然环境（气候、地域）	● 情感失衡	● 饮食不节制
● 细菌、病毒	● 过度的压力	● 过劳或生活不规律
● 人工环境（"空调病"、空气污染）		● 性生活失节

了解"三因说"，就明白疾病从何而来

中医认为，人生病的原因分为"内因""外因""不内外因"三种，称之为"三因说"。

内因

"内因"是指人本身的内在性因素，着重于精神层面。喜、怒、忧、思、悲、恐、惊，这七种情感变化，称为"七情"。七情各自对应着特定的脏器，喜对心、怒对肝，思对脾，悲、忧对肺，恐、惊对肾。当身体无法承受激烈的情感变化时，就会引发疾病，中医称之为"七情内伤"。

举例来说，过度的欢喜会使气松懈，伤害到心，过度的愤怒则会伤害到肝。反之，肝患病时也会造成易怒的情况。

外因

"外因"是指来自身体外部的致病因素，主要指气候变化对健康的影响。

中医认为，自然界的气候因子可以分为风、寒、暑、湿、燥、火，在正常的情况下，它们被称为"六气"。当气候异常变化，即"六气"变为"六淫"，身体无法承受时就会引起疾病，中医称为"外感六淫"。

以现代意义上讲，由于人口流动频繁，地球生态环境恶化，致病的"外因"也要考虑地域和居住环境等因素。"六淫"会从口、鼻、皮肤侵入，但只要卫气的防卫功能正常，就不会招致疾病。这与西医讲的增强免疫力可以防御疾病的道理是一致的。

除了"六淫"引起的疾病，还有感受"疠气"导致的"疫病"（传染病，如新冠肺炎），一般统称为外感病。

不内外因

"不内外因"是指无法归纳为内因或外因的病因，多指饮食不节、过劳、过逸、房劳、跌打损伤等。

如，高血压病、高脂血症以及糖尿病等代谢症候群之类的现代生活习惯病，就属于"不内外因"引起的疾病。

影响身体的情感变化——"七情"

七情	相关的五脏	造成影响的主因和症状
喜	心	过度喜悦，心气就会迟缓，进而引起"心"的异常。 症状 注意力下降、神不守舍、心悸、晕厥等。
怒	肝	过度愤怒，肝气就会上逆，进而引起"肝"的异常。 症状 头痛、头晕、目赤肿痛、面色红、昏倒、胸胁疼痛等。
忧、悲	肺	过度忧愁、悲伤，肺气就会消耗，进而引起"肺"的异常。 症状 喉咙堵塞感、胸闷、咳嗽、呼吸急促等。
思	脾	过度思虑，脾气就会郁结，进而引起"脾"的异常。 症状 食欲不振、腹胀、胃痛、腹泻、肌肉消瘦等。
恐、惊	肾	过度恐惧、惊吓，肾气就会紊乱，进而引起"肾"的异常。 症状 精神不安、失眠、失禁、阳痿等。

影响身体的气候变化——"六淫"

六淫	造成影响的主因和症状
风邪	由强风、脏空气引发。其他的病邪都会随着风邪一起侵入身体，所以中医称风为"百病之长"。 症状 头痛、发烧、鼻塞、咳嗽、咽痛、关节痛、风疹等。
寒邪	由寒而生。身体因感受寒冷而发病。 症状 怕冷、发烧、头痛、腹泻、尿频、肌肉和关节疼痛等。
暑邪	由夏季的炎热引起。夏季多雨而潮湿，"暑必兼湿"为患。 症状 高烧、脸红、大汗、口渴、头昏、心烦、气喘、无力感、倦怠感、胸腹膨满感、腹泻等。
湿邪	由高湿度环境引起。湿气蕴结会损害皮肤、肌肉、关节、肠胃。 症状 胸闷、腹部膨满感、食欲不振、腹泻或大便黏、尿量减少、肌肉与关节痛、四肢困重、湿疹等。
燥邪	气候干燥，容易导致人体津液耗损。 症状 皮肤干燥、毛发粗糙、口干、喉咙疼痛、胸痛、咳嗽、吐黏痰或痰不易咳、大便干涩、尿少等。
火邪	风、寒、暑、湿、燥诸邪侵入人体，积滞一段时间后就会化"火"，中医称为"五气化火"。 症状 高烧、面红目赤、心悸、头痛、流鼻血、口苦、牙龈肿痛、口腔溃疡、尿液偏红、便秘、血便、皮肤出血等。

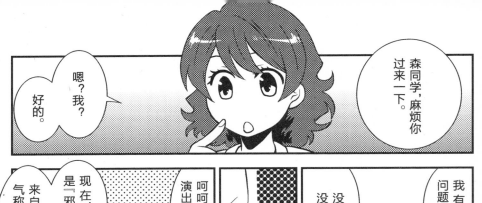

森同学，麻烦你过来一下。

嗯？我？

好的。

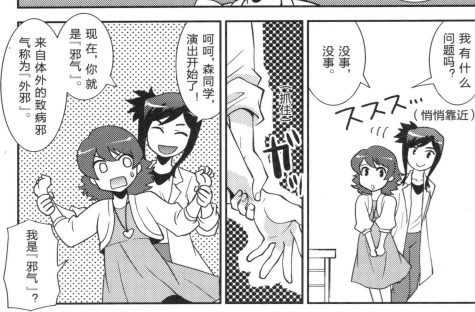

现在，你就是『邪气』。

呵呵，森同学，演出开始了！

来自体外的致病邪气称为『外邪』。

我是『邪气』？

我有什么问题吗？

没事，没事。

（悄悄靠近）

スススッ

【抓住】

ガ

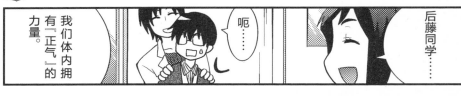

我们体内拥有『正气』的力量。

呃……

后藤同学……

这是在做什么？

请问……

一会儿就明白的！

哈喽！我是『正气』！

ヤタ（转动）

カタ（转动）

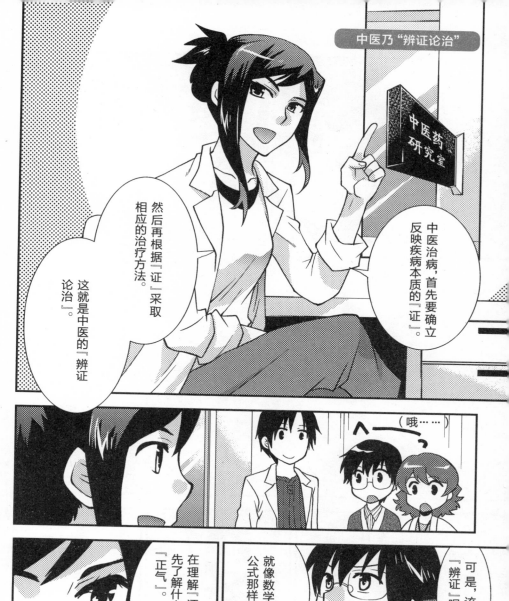

中医药研究室

中医治病，首先要确立反映疾病本质的『证』。

然后再根据『证』采取相应的治疗方法。

这就是中医的『辨证论治』。

（哦……）

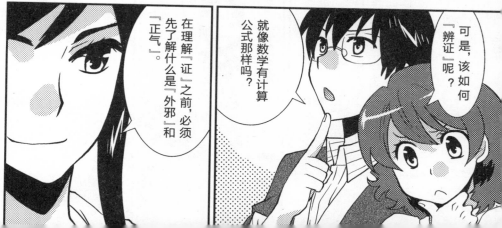

可是，该如何『辨证』呢？

就像数学有计算公式那样吗？

在理解『证』之前，必须先了解什么是『外邪』和『正气』。

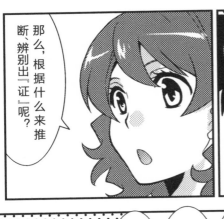

那么，根据什么来推断、辨别出『证』呢？

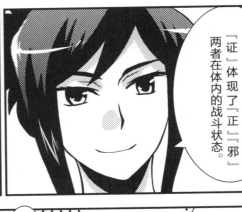

『证』体现了『正』『邪』两者在体内的战斗状态。

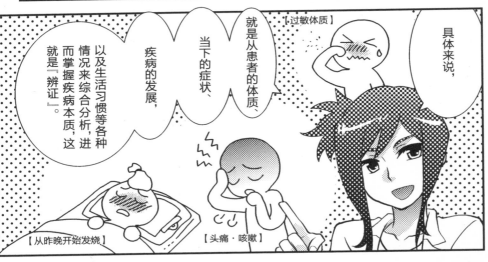

具体来说，

【过敏体质】

就是从患者的体质、当下的症状、疾病的发展，以及生活习惯等各种情况来综合分析，进而掌握疾病本质，这就是『辨证』。

【从昨晚开始发烧】

【头痛·咳嗽】

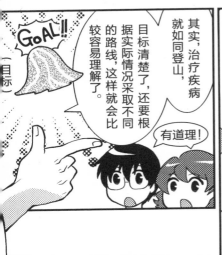

GOAL!!

【目标】

其实，治疗疾病就如同登山！目标清楚了，还要根据实际情况采取不同的路线，这样就会比较容易理解了。

有道理！

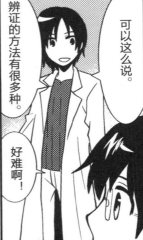

辨证的方法有很多种。

可以这么说。

好难啊！

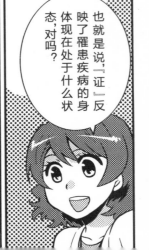

也就是说，『证』反映了罹患疾病的身体现在处于什么状态，对吗？

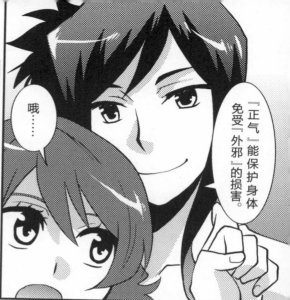

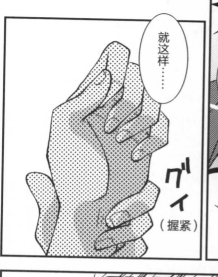

『正气』能保护身体免受『外邪』的损害。

哦……

就这样……

グイ
（握紧）

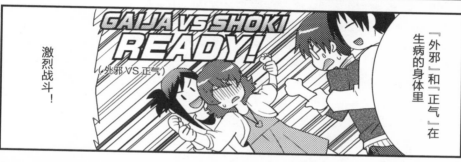

『外邪』和『正气』在生病的身体里

GAIJA VS SHOKI
READY!
（外邪 VS 正气）

激烈战斗！

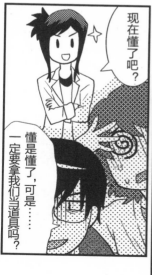

现在懂了吧？

懂是懂了，可是……一定要拿我们当道具吗？

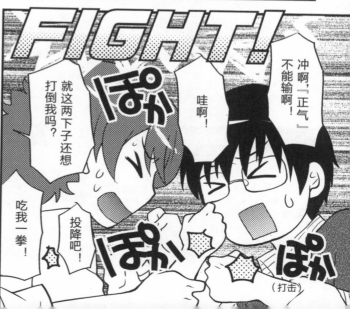

冲啊，『正气』不能输啊！

哇啊！

就这两下子还想打倒我吗？

投降吧！

吃我一拳！

FIGHT!

ぽか

ぽか

ぽか
（打击）

何为中医学的"证"？

中医是依照患者的"证"来进行治疗。那么，"证"到底是什么呢？

"证"揭示了疾病的本质

我们身体在遇到外来病邪侵害的时候，会针对这个"外邪"激发出保持健康平衡的力量，这股力量就是"正气"。

也就是说，疾病是体内"正气"与"邪气"之间的战斗。两者的交战状态会以自觉或他觉症状反映在身体上。

因此，分析、观察患者的症状，了解体内正气和病邪的战斗状态，结合患者自身的体质、心理与生活状态，通过中医的评判原则，进行分类、判断，从而确定"证"的类型。这就是所谓的"辨证"。换言之，"证"揭示了疾病的本质，"辨证"就是中医诊断疾病的过程。

因此辨证论治是中医诊治疾病的基本原则。

八纲辨证是中医辨证论治的基础

具体而言，辨证论治就是通过"四诊（望、闻、问、切）"（参见本书第128~135页）方式取得求医者的相关身心状态信息，然后再对照"阴、阳、表、里、寒、热、虚、实"这八个辨证纲领（即"八纲"），来辨别病变部位的深浅、正邪斗争的盛衰和病症类别的阴阳属性。

在八纲辨证的基础上，再结合"气血水"辨证和脏腑辨证，从而辨识出"证型"，即作出综合性的诊断，据此开出符合"证型"的处方。

通过辨证，中医认识到，同一疾病，由于发病的时间、地域及患者反应状态的不同，或疾病处于不同的发展阶段，由此可以表现出多种不同的"证"，因而治法亦随之有异，这叫作"同病异治"。如感冒，就有风寒、风热、暑湿、气虚等不同证型，治疗方法是不同的，甚至是相反的。

而不同的疾病，若在发病过程中病机相同，出现类似的证候，就可以采取相同的方法治疗，这叫作"异病同治"。如久痢脱肛与妇女子宫下垂是不同的疾病，若同样出现中气下陷的表现，则都可用益气升阳的方药治疗。辨证论治是中医诊治疾病的独特方法。

辨证论治

辨证要素

八纲辨证

以八纲为基本，依照病因和病状，结合脏腑学说、"气血水"理论等对疾病做出综合性的判断，确定治疗方针。

证

治则（治疗原则）

确定治疗的基本方针

中医学的"证"，是组方用药的依据。据此产生了"同病异治""异病同治"的独特方法。

根据症状判断邪气（外邪）和正气的对抗

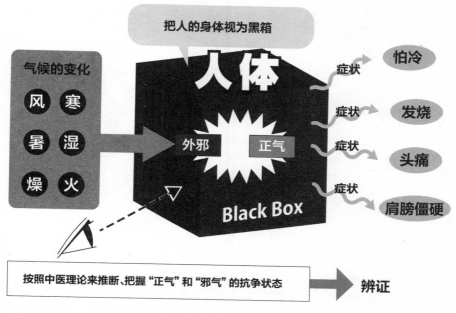

把人的身体视为黑箱

气候的变化

风 寒
暑 湿
燥 火

人体

外邪　正气

Black Box

症状 → 怕冷

症状 → 发烧

症状 → 头痛

症状 → 肩膀僵硬

按照中医理论来推断、把握"正气"和"邪气"的抗争状态 → 辨证

辨证论治是中医诊疗的核心

通过望、闻、问、切，将求医者的身心状态等综合性信息，按照中医学的理论进行判断、立"证"，找出最适合的治疗方法。

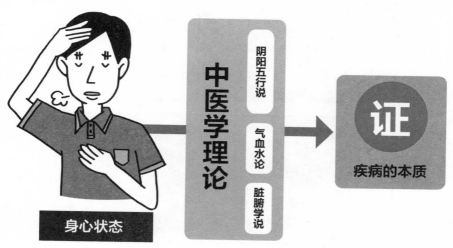

身心状态

中医学理论

阴阳五行说

气血水论

脏腑学说

证

疾病的本质

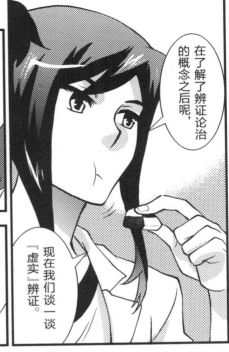

在了解了辨证论治的概念之后呢，

现在我们谈一谈『虚实』辨证。

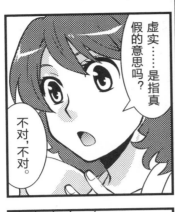

虚实……是指真假的意思吗？

不对，不对。

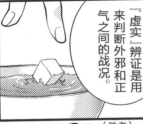

『虚实』辨证是用来判断外邪和正气之间的战况。

『虚实』辨证：确认正气和邪气的斗争状态

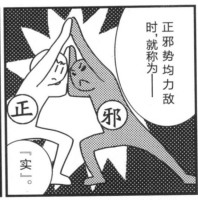

正邪势均力敌时，就称为——

『实』。

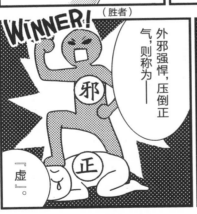

（胜者）

外邪强悍，压倒正气，则称为——

『虚』。

WINNER!

邪

正

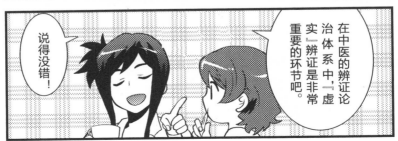

在中医的辨证论治体系中，『虚实』辨证是非常重要的环节吧。

说得没错！

所谓的"虚实"辨证,就是确认正气和外邪(病邪)在疾病发展过程中的斗争状态。

"实证"——正邪双方势均力敌,症状明显

所谓的"实",是指外邪和正气同样充实,两者势均力敌的状况,一般称之为"实证"

正邪双方的力量越接近,斗争越激烈,病情越重,这也是"实证"的特点。比如感冒时,除了头痛、流鼻水外,还会出现高烧、出汗、关节痛等症状。

但是因为正气充盛,疾病能够在较短的时期内治愈。

"虚证"——症状不明显,不代表病情轻微

所谓的"虚证",是指由于正气虚弱,外邪充实,正气因而受到打压而出现的状况,一般称之为"虚证"。

因为正邪双方之间的战斗没有那么激烈,所以症状会不明显,但这并不代表病情轻微,反而病情可能会随时突然恶化,或者转成慢性病。比如长期的低热,就要引起高度重视。

在中医的辨证论治体系中,各项辨证要素并不是孤立存在的,而是互相联系的,从而有助于医者具体掌握患者病情,明确辨证。比如以阴阳为纵轴,以虚实为横轴,就会有阴虚、阳虚,阴盛、阳盛的证型。

我们经常听到虚证体质、实证体质的说法,但在中医学中,这种说法是错误的,不过是民间的说法。

实际上,虚证或实证,并不是单凭外观上的体型或脸色来判断。拥有健壮体格的人患病时未必总是实证,而脸色不好的人也未必每次患病都是虚证。正气和外邪的对抗状态,才是判断"虚实"的标准。

"虚证""实证"代表正气和外邪的力量对比

虚证	实证
正气的力量减弱，受到外邪的打压。	正气和外邪力量相近，双方激烈交战。

虚证

正气的力量减弱，受到外邪的打压。

正气 VS 外邪

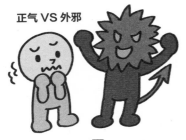

症状看似轻微，却较难治愈，容易恶化，或转为慢性病。

外邪 WIN（赢）

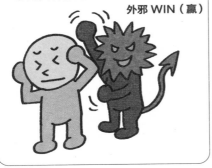

实证

正气和外邪力量相近，双方激烈交战。

正气 VS 外邪

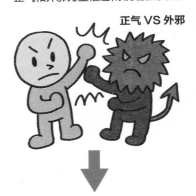

症状看似严重，但较快痊愈。

正气 WIN（赢）

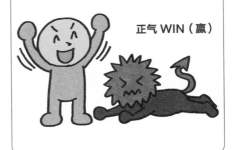

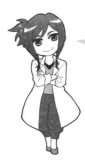

没错。一定要记住"虚实"是表示正气和外邪之间的战斗状况！

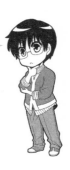

原来"实"和"虚"与外表上的强弱无关啊！

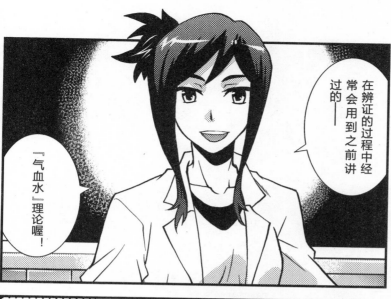

『气血水』辨证：把握病情发展的脉搏

在辨证的过程中经常会用到之前讲过的——

『气血水』理论喔！

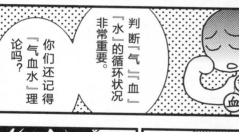

尤其是慢性病，在疾病发展的过程中，

判断『气』『血』『水』的循环状况非常重要。

你们还记得『气血水』理论吗？

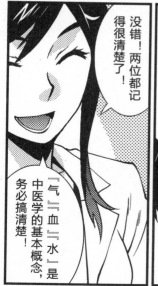

没错！两位都记得很清楚了！

『气』『血』『水』是中医学的基本概念，务必搞清楚！

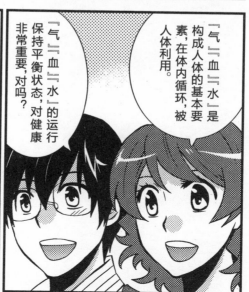

『气』『血』『水』是构成人体的基本要素，在体内循环，被人体利用。

『气』『血』『水』的运行保持平衡状态，对健康非常重要，对吗？

"气病"辨证

当身体呈现慢性失调状态时，意味着"气"的运行出现异常，同时还要关注精神心理状态。"气"是维持生命活动的能量，与健康自然密切相关。异常之"气"会造成全身性失调。

气虚

指"气"不足或功能下降，导致脏腑组织功能活动减退所表现的虚弱状态。病因：先天不足；营养不良；过劳；生活不规律；年老体弱；久病、重病等。

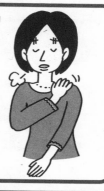

- ●乏力倦怠
- ●没有精神
- ●气短懒言
- ●头晕目眩
- ●面色苍白
- ●怕风怕冷
- ●自汗 ※
- ●食欲不振
- ●阳痿、不育

※ 自汗：人体在非睡眠期间，不受环境因素影响，不因劳累、天热、穿衣过多、服用发散药物等因素，而自然出汗（动则尤甚）的表现。

■ 治疗方法：补气

气滞

指"气"循环不畅，导致脏腑组织功能活动受阻所表现的异常状态。病因：情志不畅；饮食失调；感受外邪（寒邪、湿邪）；瘀血阻络等。

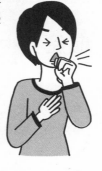

- ●焦躁不安
- ●郁郁寡欢
- ●头痛
- ●胸胁胀痛
- ●胃脘痞闷、疼痛
- ●梅核气 ※
- ●恶心、嗳气
- ●肠鸣

※ 梅核气：咽部有异物感，如梅核卡在喉咙里，咽不下去又吐不出来，故称之为梅核气。此症往往在工作紧张时或睡着后或专心做事时可以完全消失，闲暇无事或情志不畅时异物感明显。

■ 治疗方法：行气

气逆

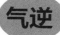

"气"在体内升降有序，循环往复。如果"气"应降反升，或升发太过，就会造成"气"的逆乱，引发疾病。病因：饮食不节制；情绪管理失控；外邪侵扰等。

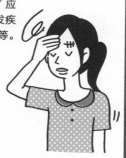

- ●头目胀痛
- ●眩晕耳鸣
- ●面红目赤
- ●吐血、鼻衄 ※
- ●咳嗽、气喘
- ●呕吐、打嗝
- ●烦躁易怒
- ●心悸 ※
- ●失眠

※ 鼻衄：流鼻血。
※ 心悸：自觉心脏跳动感增强或心慌，并伴有心前区不适感。

■ 治疗方法：降气

"血病"辨证

当身体呈现慢性失调状态时，同样也意味着"血"的运行出现异常，"血"失去活性，无法发挥正常作用。中医中，"血"不仅指血液，还表示全体营养成分，起着营养、滋润身体的作用，对脏腑组织的功能活动提供支持。

血虚

指"血"不足或功能下降，导致脏腑组织失养所表现的虚弱状态。病因：造血功能减退；急慢性出血；经血过量；思虑劳心过度；久病、大病；脾胃虚弱。

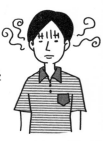

- 倦怠
- 面色苍白或萎黄
- 眼睑色淡
- 指甲变脆
- 视物模糊
- 心悸、眩晕
- 失眠、健忘
- 月经量少色淡
- 不孕

■ 治疗方法：补血和血

血瘀

指"血"循环不佳，逐渐导致血行停滞的状态。病因：气虚、气滞，无力推动"血"的运行；离经之"血"停积在脏腑组织；寒冷、外伤等。

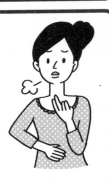

- 面色黧黑
- 唇甲紫暗
- 皮下紫斑
- 刺痛拒按
- 舌暗（瘀斑）
- 肿块质硬
- 痛经、经闭
- 经血紫暗
- 肩膀僵硬

■ 治疗方法：活血化瘀

血热

指火热炽盛，导致"血"妄行或脉络损伤，使得"血"溢出脉管，或脏腑组织内出现"血"热为患的证候。病因：过食辛辣，嗜好烟酒；暑热之邪（中暑）、疫疠之气（瘟疫）侵袭；情绪过激等

- 烦躁乱语
- 面红目赤
- 疮疡红肿
- 斑疹红紫
- 舌头红绛
- 高热不退
- 各种出血，血色鲜红：鼻衄、尿血、便血等

■ 治疗方法：清热凉血

"水（津液）病"辨证

津液是人体一切正常体液的总称，包括各脏腑组织的内在液体及正常分泌液，如胃液、肠液、唾液及适量的涕、泪。津液具有滋润濡养、化生血液、调节阴阳平衡、排泄废物的作用。

津液亏虚

指津液不足或功能下降，导致脏腑组织失其濡养所表现的状态。病因：津液化生不足或津液大量丧失，如，长期患病、呕吐、腹泻、排汗过多等。

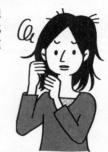

- 头发干燥
- 两眼干涩
- 唇干起皮
- 皮肤干燥、皲裂、发痒
- 便秘
- 尿量减少
- 干咳、痰黏
- 声音沙哑

■ 治疗方法：生津增液

湿浊内生

指脾的运化功能失常，人体的水液不能被正常地运化为可利用和吸收的物质，导致水液在体内积聚，影响正常的生理活动所表现的状态。病因：饮食失调，如恣食生冷，过食肥甘，饮酒过度；久居湿地；体质虚寒；"空调病"等。

- 胃脘痞闷
- 食欲不振
- 恶心、口腻 ※
- 腹胀、腹泻
- 不想喝水
- 身重、嗜睡
- 容易抽筋
- 痰涎、带下量多

※ 口腻：指口中黏腻，滞涩不爽，甚则食不知味。

■ 治疗方法：祛湿化浊

痰饮停滞

体内多余的水液停留在体内，成为"水毒"，中医称之为"痰饮"。"痰饮"影响气血的运行和脏腑组织的功能，所以有"百病多由痰作祟"之说。病因：水液代谢系统功能紊乱；水分摄取过量；素体肥胖等。

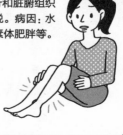

- 面浮身肿
- 头重头晕
- 咳喘痰鸣
- 心悸胸闷
- 肢体麻木
- 关节疼痛
- 瘤块结节
- 不孕不育
- 小便不利

■ 治疗方法：利水消痰

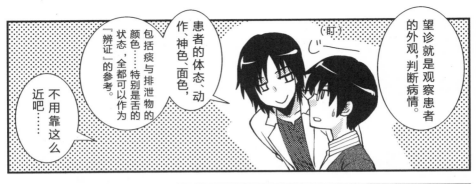

望诊就是观察患者的外观，判断病情。

（盯:)

患者的体态、动作、神色、面色，包括痰与排泄物的颜色……特别是舌的状态，全都可以作为『辨证』的参考。

不用靠这么近吧……

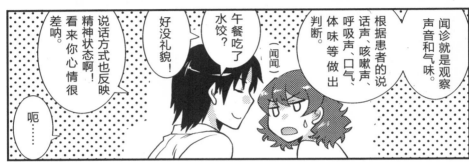

闻诊就是观察声音和气味。

根据患者的说话声、咳嗽声、呼吸声、口气、体味等做出判断。

（闻闻）

午餐吃了水饺？

好没礼貌！

说话方式也反映精神状态啊！看来你心情很差呐。

呃……

切诊包括大家熟知的脉诊和腹诊。

切脉获取的病情信息称为『脉象』。

如，『浮脉』『细脉』『弦脉』等

我来看一下……

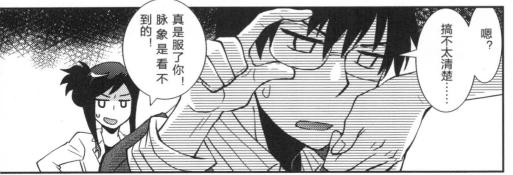

搞不太清楚……

嗯？

真是服了你！脉象是看不到的！

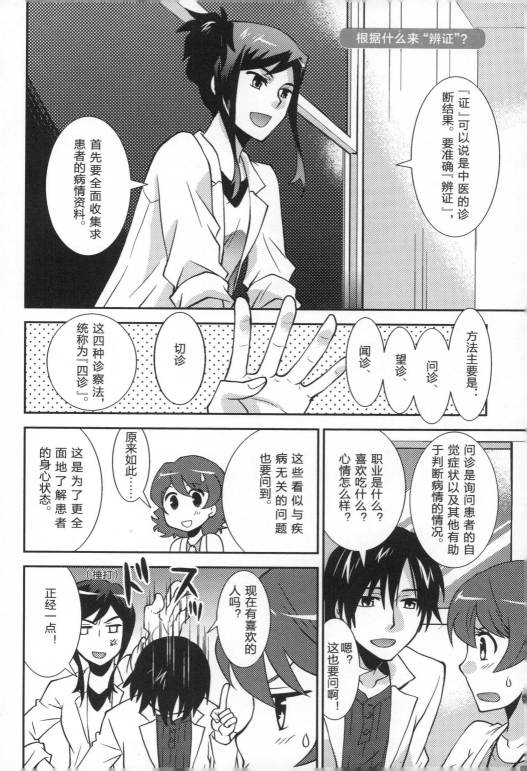

『证』可以说是中医的诊断结果。要准确『辨证』，

首先要全面收集求患者的病情资料。

方法主要是：问诊、望诊、闻诊、切诊

这四种诊察法，统称为『四诊』。

问诊是询问患者的自觉症状以及其他有助于判断病情的情况。

职业是什么？喜欢吃什么？心情怎么样？

嗯？这也要问啊！

这些看似与疾病无关的问题也要问到。

原来如此……

这是为了更全面地了解患者的身心状态。

现在有喜欢的人吗？

正经一点！

（捶打）ドス

"四诊"——中医是这样看病的

中医治疗的核心是"辨证论治",辨证之前首先要通过"四诊"获取患者的病情资料,从而为准确辨证提供支持。"四诊"就是中医诊察疾病的四种基本方法:问诊、望诊、闻诊、切诊。

问诊:询问病情及生活状态

问诊,就是询问患者的自觉症状、家族病史、生活习惯等内容,以初步判断疾病发生的可能原因。和西医一样,中医很重视患者的自觉症状,因此问诊是四诊中最重要的诊察方法。

通过问诊,医生可以了解患者的症状发生时间、病情发展过程、过去的病史等等。患者的回答会作为重要的参考,有助于医生对疾病做出诊断。

比如,对于发热,会问道:是低热还是高热?午后发热还是夜间发热?怕冷吗?出汗吗?喉咙疼痛或干渴吗?咳痰吗?痰液是什么颜色?还会问及近期的饮食情况、粪便与尿液的状态,等等。对于女性患者,还会询问月经状态。

看似与所患疾病无关的信息也很重要

问诊时,有时也会提出看似与所罹患的疾病没有直接关系的问题。例如,是否容易做梦、容易疲劳,是否手脚心发热、盗汗(睡时出汗),平时情绪如何,饮食上有何偏好,居住环境如何,等等,甚至早上醒来的大概时间可能都会问到。

有些人可能会觉得,和西医的问诊相比,中医的问诊有些过于详细了。其实,通过详细地问诊,可以在患者自述症状之外,获取患者身体、心理、生活习惯上的细微变化,有助于发现潜在的问题。因此全面掌握患者的信息,对于中医准确地辨证至关重要。

望诊：通过眼睛观察病情

"望诊"，即通过眼睛观察患者状况的诊察法。从患者进入诊察室的那一刻开始，中医师就要对患者进行整体上的望诊。除了要观察患者的形体、姿势、动作、面色、皮肤、毛发、指甲以及患部的情况，还要观察其精神状态，中医称之为"望神"。

中医认为，身体内部的状态，会反映在外观上。如，头发依照五行归属于"肾"，故发质可以反映"肾气"的强弱。因此，望诊可以让医生在较短的时间内对病性的寒热虚实和病情的轻重缓急获得总体的印象。

舌诊：望诊中的重中之重

望诊中还有一个独具中医特色的、十分重要的诊察手段——舌诊。舌诊就是通过观察舌的状态，来了解患者的身体状况和病情信息。

舌诊主要是针对舌头的形状、颜色、湿润程度，是否有舌苔，舌苔呈什么颜色等项目进行观察。如，舌淡白胖嫩、边有齿痕，多提示肾气不足。

闻诊：通过声音和气味做判断

闻诊，是医生通过听觉和嗅觉对患者进行诊察。凭借听觉诊察的项目主要有：患者的说话声、说话方式、咳嗽的声音、呼吸的声音等，它们反映了身体的状态。

例如，说话音量小，并且呼吸急促，提示肺气虚；干咳、声音嘶哑，多为肺阴虚。

此外，患者的说话方式，比如语气、语速，也可以反映他的精神状态。

借助嗅觉诊察的项目有：口气、体味以及粪便、尿液的气味。

例如，口臭一般提示胃热；口气酸臭多为食积胃肠，消化不良；大小便气味比较强烈、汗味腥膻，提示体内湿热较重。

面部异常与疾病信息

面部的异常可以反映身体内部的变化，因此面部望诊是望诊中不可忽视的诊察环节。

观察脸色

满面通红	➡ 外感发热或脏腑实热
两颧潮红	➡ 虚热（阴虚火旺）
面色苍白	➡ 血虚
淡白虚浮	➡ 气虚
面色偏黄	➡ 湿邪内阻
面色发黑	➡ 血瘀或阳虚

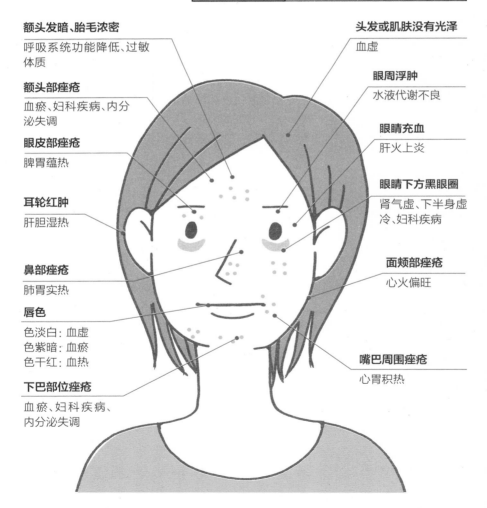

额头发暗、胎毛浓密

呼吸系统功能降低、过敏体质

额头部痤疮

血瘀、妇科疾病、内分泌失调

眼皮部痤疮

脾胃蕴热

耳轮红肿

肝胆湿热

鼻部痤疮

肺胃实热

唇色

色淡白：血虚
色紫暗：血瘀
色干红：血热

下巴部位痤疮

血瘀、妇科疾病、内分泌失调

头发或肌肤没有光泽

血虚

眼周浮肿

水液代谢不良

眼睛充血

肝火上炎

眼睛下方黑眼圈

肾气虚、下半身虚冷、妇科疾病

面颊部痤疮

心火偏旺

嘴巴周围痤疮

心胃积热

身体的异常会反映在舌头上

望诊中最具特色的就是"舌诊"了。通过对舌的观察,可以了解体内阴阳的盛衰、气血津液的运行状况以及脏腑的功能状态。舌的外观,中医称为"舌象"。

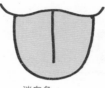

健康的舌象

舌色: 淡红而柔润。
舌形: 大小适中,柔软而活动自如。
舌苔: 白色且整体匀薄、干湿适中。
舌下: 舌下络脉呈淡紫色,无肿胀。

舌色

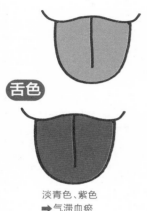

淡青色、紫色
➡ 气滞血瘀

淡白色
➡ 寒证、气虚、血虚

深红色
➡ 热证、阴虚火旺

舌形

表面干燥、有裂纹
➡ 阴血亏虚

瘦小而薄
➡ 气血两虚

周边有齿痕
➡ 阳气不足

胖大、伸舌满口
➡ 水湿内停、阳气不足

舌苔

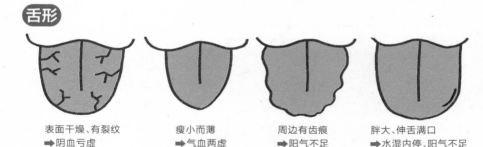

没有舌苔,舌头表面光滑
➡ 气血两虚、胃阴大伤

薄,能隐隐见到舌质
➡ 外感风寒、内伤轻症

黄色
➡ 肝胆湿热、肠胃燥热

厚腻
➡ 湿浊、痰饮、食积

声音和气味

	诊断	特征	病证
声音	说话的声调、方式	高亢有力，多言	实证、热证
		低微细弱，懒言	虚证、寒证
		前后不一致，自言自语	心气不足；痰蒙心窍
		语言重复，时断时续	心气大伤；精神散乱
	咳嗽的声音	干咳无痰或少痰	燥邪犯肺（燥咳）
		咳声重浊，痰白清晰	外感风寒（寒咳）
		咳声沉闷，痰多易咳	痰湿聚肺（痰咳）
		咳声急促，痰稠、色黄、难咳 咳声低微 小儿阵咳，咳后有鸡鸣样回声	热邪犯肺（热咳） 肺气不足（虚咳） 风挟痰热（百日咳）
气味	口臭	严重口臭	口腔不洁；龋齿；胃热
		口气酸臭	食积胃肠
		口气腐臭	内生疮疡（内痈）

切诊：脉诊与腹诊

切诊是一种医生通过直接触摸患者身体来获取病情信息的诊察法。切，接触、按压的意思。切诊包括诊察脉象的"脉诊"（俗称"把脉"）和通过触摸、按压腹部，了解肌肉软硬，观察患者反应的"腹诊"。

"脉诊"，是指医生用左手或右手的食指、中指和无名指三个手指的指目，平贴于患者手腕脉搏搏动处，了解脉搏状态，进行诊察。指目是指尖和指腹交界棱起之处，是手指触觉较灵敏的部位。诊脉者的手指指端要平齐，即三指平齐，手指略呈弓形，与受诊者体表约呈45°为宜，这样的角度可以使指目紧贴于脉搏搏动处。患者的脉搏状态，中医称之为"脉象"。

脉诊时，患者手掌向上，手指微微弯曲，在腕关节下面垫一松软的脉枕，这样会使脉诊部位充分伸展，局部气血畅通，便于医生诊察脉象。

脉诊包括脉状诊和六部定位诊，这两种诊断法在实际脉诊中相互参照运用。通过脉诊，医生可以了解脏腑的功能状态，气、血、津液的运行情况，以及病证的阴阳表里、寒热虚实属性。

"腹诊"，是用手掌轻轻按压患者的腹部，诊察腹壁肌肉的松紧状态、按压时的阻力，以及患者的反应，如疼痛或不适感。

脉状诊

脉状诊通常需要经过专业训练，才能系统掌握并灵活掌握运用。在这里介绍基本的脉象，比较容易理解，适合初学中医的人士学习掌握。

轻轻触碰就可以感知的脉象，提示表证：病邪多位于体表（肌肉、关节、头面等），如流感初期；也见于天气酷热时。	浮 ⟷ 沉		用力按压才能感知的脉象，提示里证：病邪已侵入身体内部，如流感引发肺炎；也见于月经来之前。
脉搏较快，脉象急切，提示热证：数而有力为实热证，数而无力为虚热证。	数 ⟷ 迟		脉搏较慢，脉象迟缓，提示寒证：迟而有力为实寒证，迟而无力为虚寒证。
脉搏无力，脉象空虚，提示虚证：气、血及脏腑虚弱。	虚 ⟷ 实		脉搏有力，脉象饱满，提示实证：邪气亢盛，正气不虚。
脉搏流畅，脉象圆滑，提示：痰湿、食积、青壮年、孕妇。	滑 ⟷ 洪		脉形宽大有力，脉象来盛去衰，犹如波涛抵岸，提示：久病气虚、失血过多、久泄。
脉形细如线，脉搏起落明显，提示：气血两虚、湿邪为患。	细 ⟷ 弦		脉搏有力，脉象柔韧，如按琴弦，提示：肝胆病、疼痛、痰饮、健康老人。

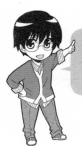

在实际脉诊中，常见相兼脉。相兼脉是指两个或两个以上脉象相兼出现的复合脉象。

举例来说，浮数脉，提示表热证，可见于风热感冒初期，表现为头痛、发热、鼻塞、流涕、喉咙痛；弦滑数脉，提示肝胆湿热或肝阳上亢；沉细脉，提示阴虚内热，等等。

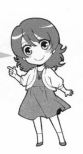

六部定位诊

六部定位诊,就是诊察双手手腕的寸、关、尺共六处的脉象。寸、关、尺与脏腑有对应关系,任何一个脏腑出现异常,相对应处的脉象就会紊乱。

因为每只手的寸、关、尺三部合称为寸口,所以六部定位诊又称为寸口诊法。寸口,又名气口,是桡骨茎突(手腕大拇指这一侧的骨头突起处)内侧一段动脉搏动处。

中医认为,寸口位于肺经部位,肺经起于中焦,与气血化生之源密切相关,因此寸口为气血汇聚之处,诊寸口可以诊察脏腑气血盛衰状况和全身疾病。另外,寸口处动脉走行表浅,有足够的长度,且有桡骨茎突作为参照物,操作方便,故中医普遍采用寸口诊脉的方法。

诊脉法　医生的右手手指诊察患者左手的脉,左手手指诊察患者右手的脉。先以中指定"关",也就是先用中指找到关部(桡骨茎突旁的动脉搏动处),贴紧;关前(腕侧)为寸部,关后(肘侧)为尺部,把食指和无名指分别平贴上去。

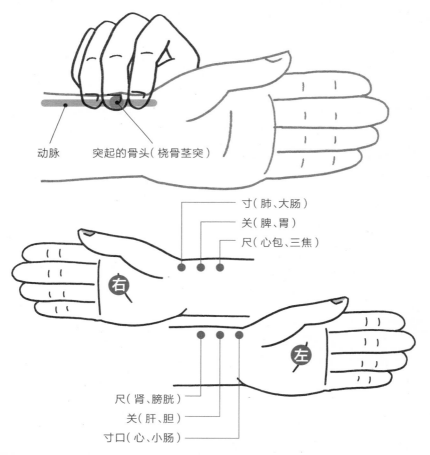

动脉　突起的骨头(桡骨茎突)

寸(肺、大肠)
关(脾、胃)
尺(心包、三焦)
右

左

尺(肾、膀胱)
关(肝、胆)
寸口(心、小肠)

腹诊

腹诊的诊察方法是触摸腹部，了解腹肌的弹性与厚度，以及腹肌的张力等。属于实证的人，腹肌厚实有弹力；虚证的人则肌肉松软，没有弹性。腹诊的代表性指征如下：

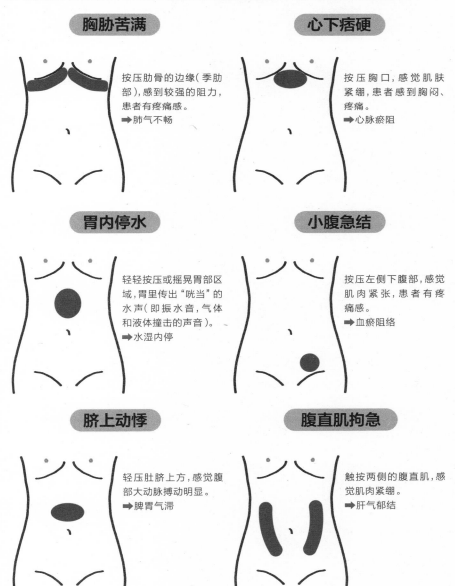

胸胁苦满

按压肋骨的边缘（季肋部），感到较强的阻力，患者有疼痛感。
➡肺气不畅

心下痞硬

按压胸口，感觉肌肤紧绷，患者感到胸闷、疼痛。
➡心脉瘀阻

胃内停水

轻轻按压或摇晃胃部区域，胃里传出"咣当"的水声（即振水音，气体和液体撞击的声音）。
➡水湿内停

小腹急结

按压左侧下腹部，感觉肌肉紧张，患者有疼痛感。
➡血瘀阻络

脐上动悸

轻压肚脐上方，感觉腹部大动脉搏动明显。
➡脾胃气滞

腹直肌拘急

触按两侧的腹直肌，感觉肌肉紧绷。
➡肝气郁结

第四章

中医疗法入门

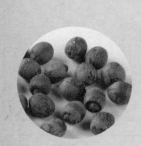

莲子

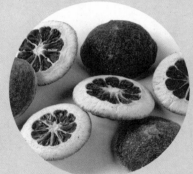

枳实

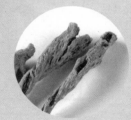

黄芩

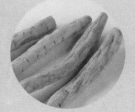

芍药

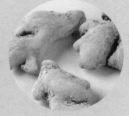

生姜

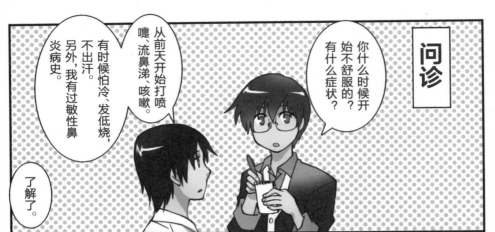

问诊

你什么时候开始不舒服的？有什么症状？

嚏、流鼻涕、咳嗽。从前天开始打喷嚏、流鼻涕、咳嗽。

另外，我有过敏性鼻炎病史。

有时候怕冷，发低烧，不出汗。

了解了。

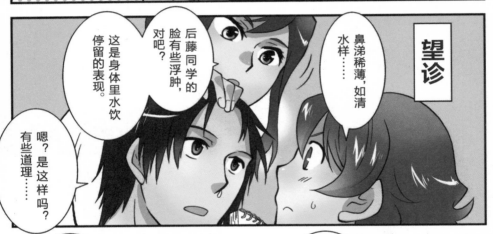

望诊

鼻涕稀薄，如清水样……

后藤同学的脸有些浮肿，对吧？

这是身体里水饮停留的表现。

嗯？是这样吗？有些道理……

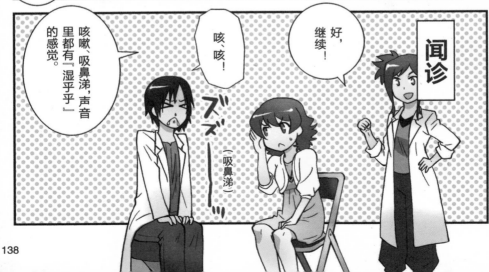

闻诊

好，继续！

咳咳！

咳嗽、吸鼻涕，声音里都有『湿乎乎』的感觉。

ズズー（吸鼻涕）

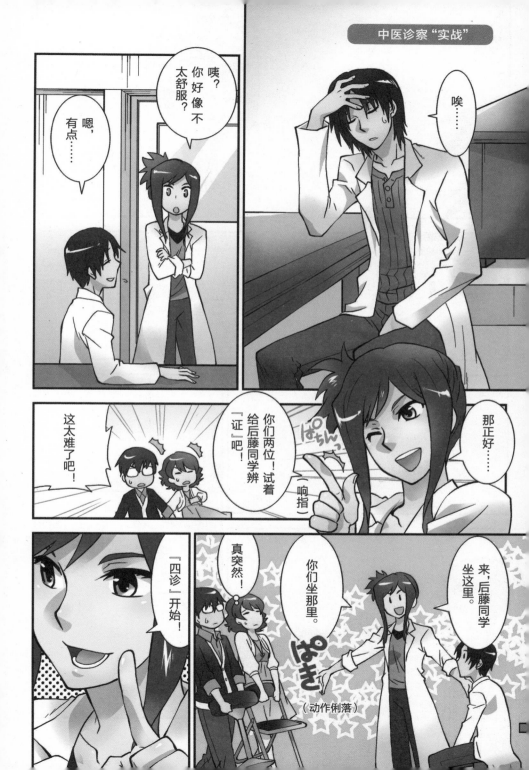

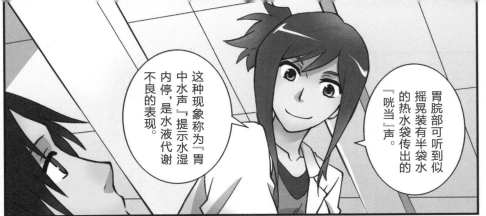

胃脘部可听到似摇晃装有半袋水的热水袋传出的『咣当』声。

这种现象称为『胃中水声』，提示水湿内停，是水液代谢不良的表现。

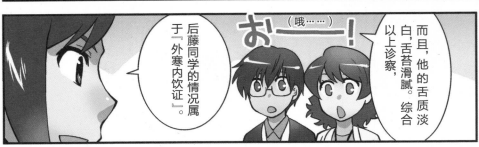

而且，他的舌质淡白，舌苔滑腻。综合以上诊察，

后藤同学的情况属于『外寒内饮证』。

（哦──）

お──！

现在你们一定想知道该服用什么方剂吧。

呵呵，就是著名的『小青龙汤』。

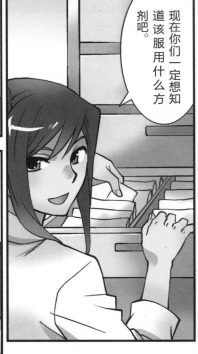

懂了，这就是中医的『辨证论治』啊！

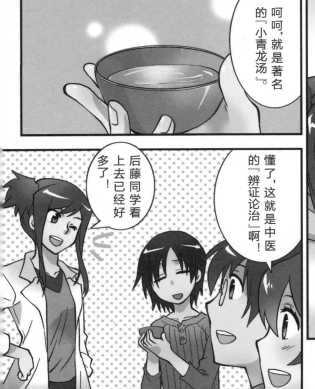

后藤同学看上去已经好多了！

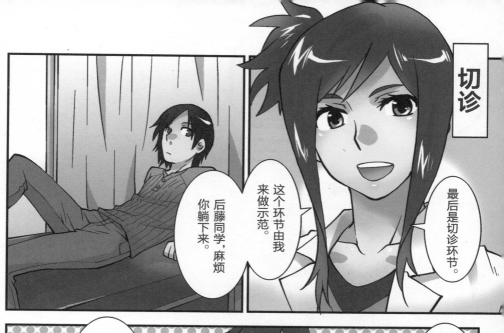

切诊

最后是切诊环节。

这个环节由我来做示范。

后藤同学，麻烦你躺下来。

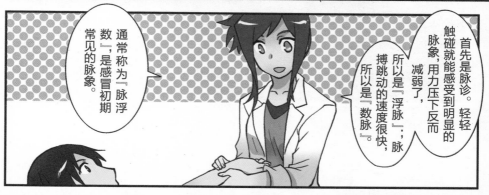

首先是脉诊。轻轻触碰就能感受到明显的脉象，用力压下反而减弱了，所以是『浮脉』；脉搏跳动的速度很快，所以是『数脉』。

通常称为『脉浮数』，是感冒初期常见的脉象。

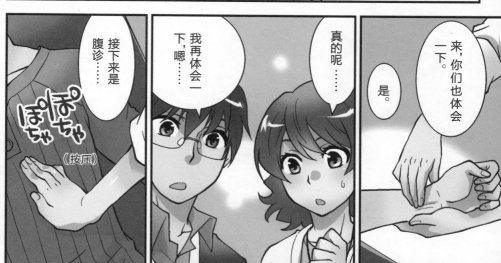

接下来是腹诊……

我再体会一下，嗯……

真的呢……

来，你们也体会一下。

是。

ぽよぽよぽよ

（按压）

如何"辨证论治"？

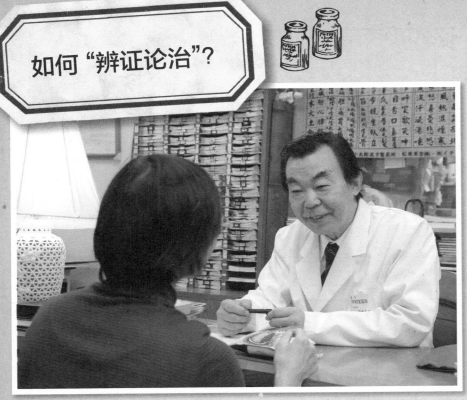

在此，请中医名家根本幸夫医师，为我们示范解说如何"辨证论治"。

问诊的要点

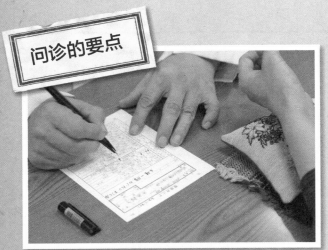

除了要了解患者的症状、过往病史之外，对于其居住环境、生活习惯、性格特点、心理状态等也要给予关注，这对于准确辨证都是不可欠缺的信息。

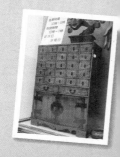

脉诊的方法

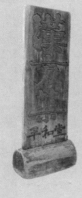

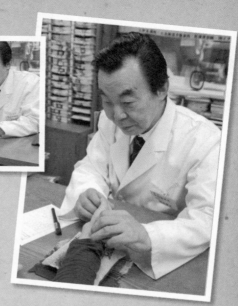

医生用右手诊患者左手的脉，用左手诊患者右手的脉。通常需要花上较长的时间，用心体会，方能确定患者的脉象，所以诊脉也被称为"品脉"或"评脉"。

腹诊的方法

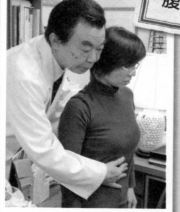

触碰或按压腹部，对患者的反应和腹部肌肉的紧张状况等进行诊察，以判断病情的虚实变化。

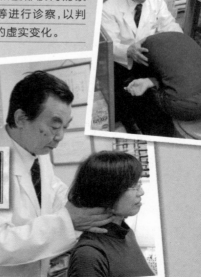

经络的切诊

按压经络的走行区域及其穴位，感到异常疼痛时，可以判断相应的脏腑功能可能出现异常。

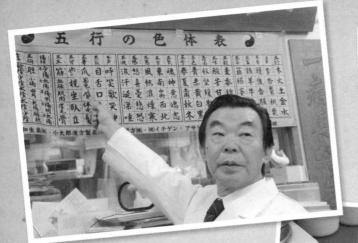

中药的调配

通过五行色体表，解说日常生活中应该注意的地方，以及不同季节容易罹患的疾病。

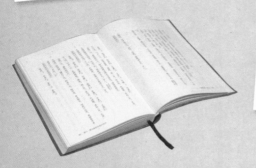

根据"证型"决定处方用药。依患者的情况，可以采用汤剂、中成药或汉方药等。采用汤剂时，就要对生药（饮片）进行调配，如照片所示。

对四诊取得的患者病情信息，按照中医的辨证原则综合分析、判断，从而确定"证型"。

关于中药的副作用

由于中药材加工自天然植物，所以很多人认为其没有副作用，但实际上并非如此。因此应该在医师或药剂师指导下服用，不要擅自组方用药。

另外，在服用中药治疗的过程中，有时候症状会出现暂时性恶化，在排除药物的副作用以及误诊误治的前提下，这种现象被中医称为"瞑眩"。在药效发生作用后，症状自然就会明显改善，所以不用太担心。

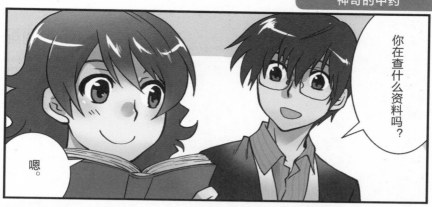

你在查什么资料吗?

嗯。

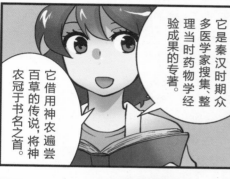

这个很有趣呢!

《神农本草经》是中国现存最古老的药物学专著,是对中药的第一次系统总结。

它是秦汉时期众多医学家搜集整理当时药物学经验成果的专著。

它借用神农遍尝百草的传说,将神农冠于书名之首。

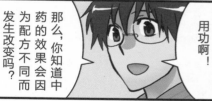

森同学真是用功啊!

那么,你知道中药的效果会因为配方不同而发生改变吗?

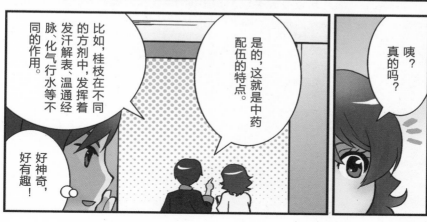

咦?真的吗?

是的,这就是中药配伍的特点。

比如,桂枝在不同的方剂中,发挥着发汗解表、温通经脉、化气行水等不同的作用。

好神奇,好有趣!

中药材使用的主要是自然界中草木的根、茎、叶、果实、花与种子等药效明显的部分，还会使用一些动物的皮与骨、昆虫、贝壳等等。有时也会用到云母、石膏或滑石等矿物。

如，菊花（花的部分）、紫苏（茎、叶的部分：紫苏梗、紫苏叶）、黄柏（黄皮树的树皮）、葛根（野葛的根）、延胡索（延胡索的块茎）、草决明（决明的种子，又称决明子）、阿胶（用驴皮熬制的胶块）、五灵脂（鼯鼠的干燥粪便）、地龙（干燥的蚯蚓）、石决明（鲍鱼的贝壳）、蝉蜕（蝉羽化时脱落的皮壳）、龙骨（古代哺乳类动物如象类、牛类等骨骼的化石）、茯苓（多孔菌科真菌茯苓的菌核）等等。

中药处方有着各种各样的剂型。由中药饮片熬制而成的汤剂是广为人知的一种。从煎液中萃取出药效成分后，进行干燥，可进一步制成颗粒剂或锭剂。此外，还有用药材粉末揉成小球的"丸剂"、将药材碾成粉末制成的"散剂"等。

从中药处方的名称，就可得知其制成方法，如葛根汤和桂枝汤有"汤"字，茯苓饮有"饮"字，就属于煎药；而像桂枝茯苓丸这种有"丸"字的则属于丸药，安中散的"散"字则代表粉药。

汤剂根据疾病的不同和患者的具体病情，可以对使用的药材进行种类或剂量上的增减，从而能够对疾病进行更为细致的治疗。因此，汤剂的药效是比较高的，是中药治疗的主流。

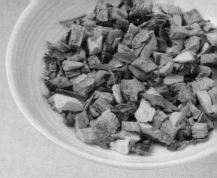

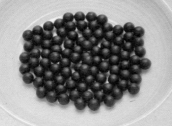

汤剂（煎药）

遵照处方调配中药饮片，加水进行煎煮后形成的汤液。

丸剂

将中药细粉或中药提取物，加适宜的黏合剂或辅料（如蜂蜜）制成的球形或类球形制剂。

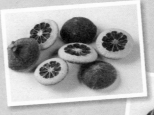

散剂

将中药饮片与适宜的辅料经粉碎、均匀混合后制成的干燥粉末，供内服或外用。

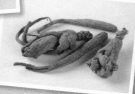

中药饮片

经过炮制处理而形成的供配方用的中药材。

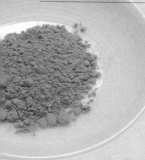

萃取剂

从汤液中萃取药效成分，制成细粒、颗粒、锭剂。

锭剂

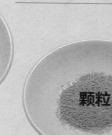

颗粒

细粒

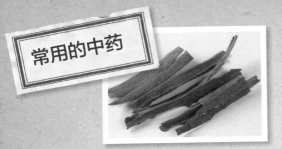

肉桂
原料：樟科植物肉桂的干燥树皮。
功效：补元阳，暖脾胃，通血脉。

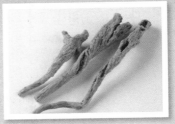

黄芩
原料：唇形科植物黄芩的干燥根。
功效：清热燥湿，泻火解毒，止血，安胎。

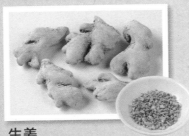

生姜
原料：姜科植物姜的新鲜根茎。
效能：解表散寒，温中止呕，解鱼蟹毒。

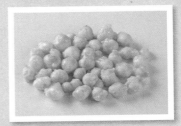

阿胶
原料：驴皮经煎煮浓缩制成的固体胶。
功效：补血滋阴，润燥，止血。

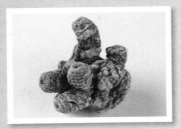

川芎
原料：伞形科植物川芎的干燥根茎。
功效：活血行气，祛风止痛。

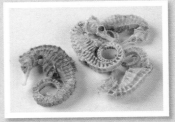

海马
原料：海龙科动物海马的干燥体。
功效：补肾壮阳，调气活血。

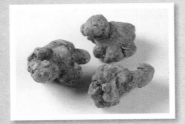

白术
原料：菊科植物白术的干燥根茎。
功效：补气健脾，燥湿利水，止汗，安胎。

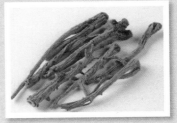

柴胡
原料：伞形科植物柴胡的干燥根。
功效：解表退热，疏肝解郁，升举阳气。

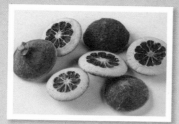

枳实
原料：芸香科植物酸橙或甜橙的干燥幼果。
功效：破气消积，化痰散痞。

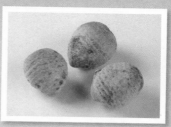

泽泻
原料：泽泻科植物泽泻的干燥块茎。
功效：利水渗湿，泄热，化浊降脂。

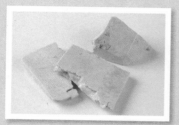

茯苓
原料：多孔菌科真菌茯苓的干燥菌核。
功效：渗湿利水，益脾和胃，宁心安神。

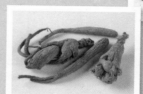

红参
红参是人参经蒸制、晾晒、烘干等工序处理而成，具有比人参更强的作用。

栀子
原料：茜草科植物的干燥果实。
功效：泻火除烦，清热利湿，凉血解毒。

人参
原料：五加科植物人参的根。
功效：大补元气，补脾益肺，生津，安神益智。

熟地黄
原料：玄参科植物地黄的块根经加工蒸晒而成。
功效：补血滋阴，益精填髓。

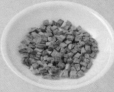

葛根
原料：豆科植物野葛的干燥根。
功效：退热，透疹，生津止渴，升阳止泻。

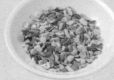

杏仁
原料：蔷薇科植物杏或山杏的干燥种子。
功效：祛痰止咳，平喘，润肠。

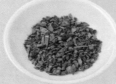

厚朴
原料：木兰科植物厚朴的干燥树皮。
功效：燥湿消痰，下气除满。

枸杞子
原料：茄科植物枸杞的成熟果实。
功效：滋补肝肾，益精明目。

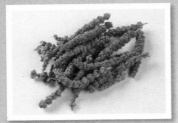

荆芥
原料：唇形科植物荆芥的干燥地上部分。
效能：祛风散邪，和血透疹。

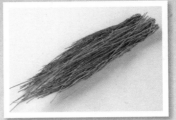

麻黄
原料：麻黄科植物草麻黄、中麻黄、木贼
　　　麻黄的干燥草质茎。
功效：发汗散寒，宣肺平喘，利水消肿。

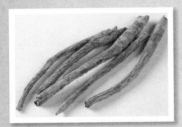

防风
原料：伞形科植物防风的干燥根。
功效：祛风散邪，胜湿止痛。

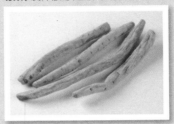

白芍
原料：毛茛科植物芍药的干燥根。
功效：养血柔肝，调经止痛，敛阴收汗。

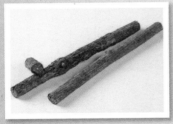

防己
原料：防己科植物粉防己的干燥根。
功效：利水消肿，祛风止痛。

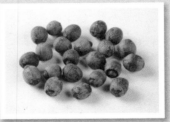

莲子
原料：睡莲科植物莲的干燥成熟种子。
功效：补脾止泻，益肾固精，养心安神。

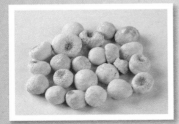

半夏
原料：天南星科植物半夏的干燥块茎。
功效：燥湿化痰，降逆止呕，消痞散结。

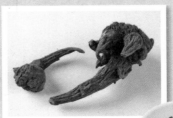

附子
原料：毛茛科植物乌头的旁生
　　　块根（子根）的加工品。
功效：回阳救逆，补火助阳，散寒除湿。

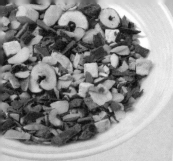

桂枝茯苓丸

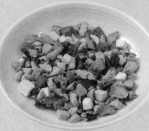

五苓散

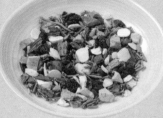

小青龙汤

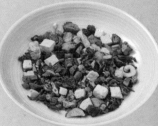

加味逍遥散

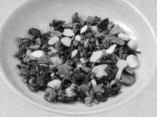

小柴胡汤

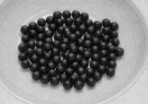

八味丸

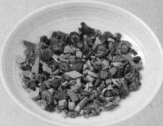

黄连解毒汤

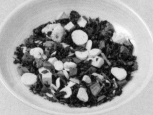

半夏厚朴汤

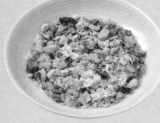

白虎汤

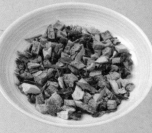

葛根汤

中药的煎煮法和服用方法

医院药房或药店的药剂师会根据中医师开具的处方，配制中药。一般来说，一副中药加水煎煮后，就是一天的服用剂量。

煎药的容器最好使用陶瓷制品（砂锅、瓦罐），其优点在于其所含材质不易与药液起化学反应，传热较慢，可缓慢地提高温度，使药内有效物质充分进入到汤液中来。也可以使用不锈钢或搪瓷制品，但应避免使用铝锅、铁锅、铜锅。

煎药前先用清水稍微冲洗药材表面残留的灰尘，放入煎药锅内加入适量水（即之后煎煮时所需之水量），浸泡30~60分钟，这样可让药材充分吸收水分而软化，有助于有效成分的释出。但不要用沸水浸泡，否则会使中药外层组织凝固、紧缩，尤其是蛋白质会在细胞壁上形成"变性层"，阻碍水分的进入。

煎药的用水关系到药液的质量，故取水要洁净、卫生。常用的有自来水、井水及矿泉水。一副中药一般煎两遍，通常头煎加水500~600毫升，当然也要看具体情况而定，一般是将水加到以盖过中药面为宜，不要太多，也不要太少。二煎的水量可适当减少一些。将两次过滤后的药液合并一处，一般为400~500毫升，分早晚两次服用。

一般药物头煎先用武火（急火），煮沸后改文火（慢火）再煎15~20分钟，二煎煮沸后再煎10~15分钟。滤取药汁要趁药液未冷时过滤最佳，用两层干净的纱布蒙在碗上进行滤药，可保证药液清澄。

拿到方剂，先要看有没有特殊药。药方凡注明"先煎"的药物，多是矿物、动物、贝壳或坚硬类药物，这些药物有效成分难以煎出，所以应采取先煎的办法，用武火加热至沸，煎10~15分钟后，再放入群药。"后下"药多属于清热解表药（含有挥发性成分）或组织疏松的药物，不宜久煎，否则药效成分挥发较多而降低疗效。"后下"的药物在群药将要煎好时放入，再煎5~10分钟即可。"布包煎"的药大多是含有黏性成分或粉末类药物，容易糊锅底，或是有绒毛的药物，容易刺激咽喉，如旋覆花。"烊化"药物则用煎好的汤药溶解内服，如阿胶。"冲服"是用煎好的汤药送服或用温水冲服。滋补调理药大多为调补人体气血阴阳的药物，含有大量营养物质，故煎药的时间要长，头煎需沸后再煎30分钟，甚至60分钟，二煎煮沸后再煎20~30分钟。

中药汤剂的煎煮法

●准备的物品
容器（砂锅、不锈钢锅等）
滤茶网或纱布

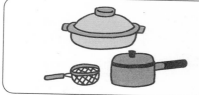

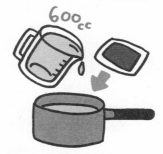
600cc

1 中药汤剂以一天服用的剂量为独立包装，即1副药。

2 把1副药和水（500~600毫升，或盖过药材表面）放进容器，用武火煮到水沸腾。

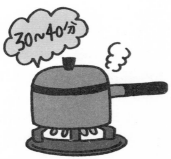
30~40′分

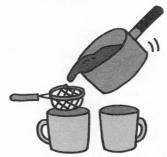

3 改用文火煎煮15~20分钟。煎煮期间注意用筷子搅拌。

4 过滤药液。然后重新添水煎煮、过滤药液，两次药液合并后，分两次温服。

　　有人会觉得，汤剂有煎药麻烦、气味不好、携带不便等缺点，不如浓缩剂、锭剂、丸剂、散剂服用方便。不过，汤剂的优点是医生可以根据患者的具体情况，对使用的药材进行种类或剂量上的增减，因此可以进行更为细致的治疗。汤剂可以说是中药治疗的主流。

中药处方的特点

简单来讲,将几种不同的中药搭配出合适的组合,就是中药处方。

中医讲究辨证论治,只要符合证型,同一个中药处方可以被用来治疗不同的疾病,这称为"异病同治";同一种疾病,如果证型不同,就会用不同的处方来治疗,则称为"同病异治"。

辨证论治又是建立在整体观的基础之上。中医认为,局部的症状是整个机体机能紊乱的反映,对疾病的判断和治疗要从整体上进行把握和调节,并不是"头痛医头、脚痛医脚"。因此,在开具处方的时候,要根据患者整体的表现进行配药组方。有人说:"我本来是服用中药治疗便秘,没想到肩痛和失眠的毛病也一起治好了。"这就是中药处方的奇妙之处吧。

除以上所言之外,中药处方还有以下几个特点:

一、多种中药组合应用,比单独使用更具效果,整体调节的功能更强。

二、中药之间存在不同的组合配伍关系,发挥独特的疗效。

三、处方的作用会因为方中药材剂量的变化或添加新的中药而改变。

处方实操:以"桂枝汤"为例

下面以"桂枝汤"为例对上述三点进行说明。

桂枝汤是治疗外感风寒表虚证(营卫不和)的基础方,通俗地讲,就是治疗虚证之感冒初期(表现为:头痛、发热、自汗、怕风,或伴鼻塞、干呕,舌苔薄白,脉浮缓或浮弱)。

一、处方由桂枝、芍药、生姜、大枣、甘草 5 种中药构成,具有祛风散寒,调和营卫的作用。配伍严谨,散中有补。《伤寒论附翼》中赞桂枝汤"滋阴和阳,调和营卫""为仲景群方之魁"。

二、桂枝和芍药相配,散邪敛汗,调和营卫;生姜与大枣组合,益气补中,暖胃止呕,滋脾生津;甘草配合桂枝以散邪,配合芍药以益阴、止痛。

三、桂枝汤中加入葛根、麻黄,称为葛根汤。方中葛根、麻黄成为主药,有较强的疏散风寒,解肌止痛的作用,因此是治疗外感风寒表实证的常用方,通俗地讲,就是治疗实证之感冒初期(表现为:发热、恶寒、无汗、身痛、项背牵强,或伴泄泻、呕吐,舌苔薄白,脉浮紧)。

通过中药配伍发挥治疗作用,这是中医处方的独特之处。

解构"桂枝汤"

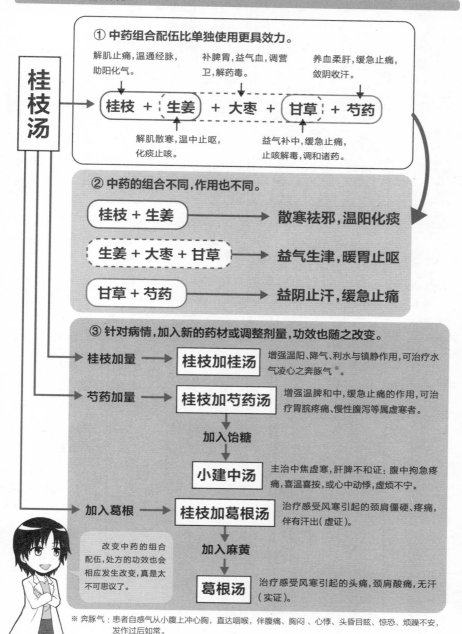

桂枝汤

① 中药组合配伍比单独使用更具效力。

解肌止痛,温通经脉,助阳化气。　补脾胃,益气血,调营卫,解药毒。　养血柔肝,缓急止痛,敛阴收汗。

桂枝 + 生姜 + 大枣 + 甘草 + 芍药

解肌散寒,温中止呕,化痰止咳。　益气补中,缓急止痛,止咳解毒,调和诸药。

② 中药的组合不同,作用也不同。

桂枝 + 生姜 ➔ 散寒祛邪,温阳化痰

生姜 + 大枣 + 甘草 ➔ 益气生津,暖胃止呕

甘草 + 芍药 ➔ 益阴止汗,缓急止痛

③ 针对病情,加入新的药材或调整剂量,功效也随之改变。

桂枝加量 ➔ 桂枝加桂汤　增强温阳、降气、利水与镇静作用,可治疗水气凌心之奔豚气※。

芍药加量 ➔ 桂枝加芍药汤　增强温脾和中,缓急止痛的作用,可治疗胃脘疼痛、慢性腹泻等属虚寒者。

加入饴糖

小建中汤　主治中焦虚寒,肝脾不和证:腹中拘急疼痛,喜温喜按,或心中动悸,虚烦不宁。

加入葛根 ➔ 桂枝加葛根汤　治疗感受风寒引起的颈肩僵硬、疼痛,伴有汗出(虚证)。

改变中药的组合配伍,处方的功效也会相应发生改变,真是太不可思议了。

加入麻黄

葛根汤　治疗感受风寒引起的头痛,颈肩酸痛,无汗(实证)。

※ 奔豚气:患者自感气从小腹上冲心胸,直达咽喉,伴腹痛、胸闷、心悸、头昏目眩、惊恐、烦躁不安,发作过后如常。

药食同源——药膳

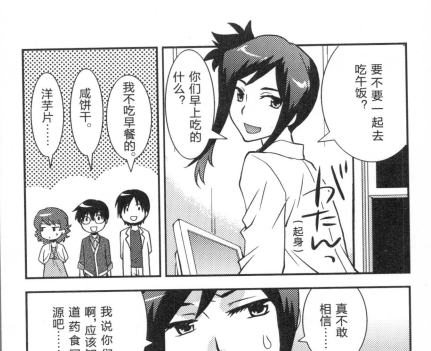
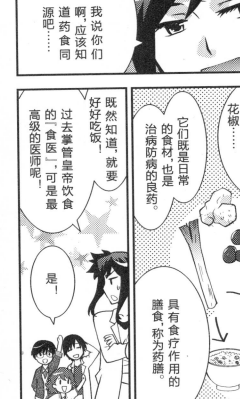

药膳的发展阶段

药膳是中医理论与烹调经验相结合的产物,是以中药和食物为原料,经过烹饪加工制成的一种具有食疗作用的膳食。简言之,药膳就是以中医学理论为根据的饮食疗法,这与以食物成分为研究基础的现代营养学不同。

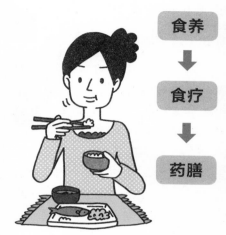

食养

通过日常饮食来预防疾病。如,为了预防高血压、高血脂、高血糖,就要注意避免摄取过多的糖分或油脂,不要过度饮酒等。

食疗

将有治疗作用的食物融入日常饮食中,辅助治疗疾病。除了要注意食物是否适合食用者的体质外,还要注意食物的搭配和处理食物的方法。

药膳

将中药与某些具有药用价值的食物相配伍,使药借食力,食助药威,既具有较高的营养价值,又可防病治病、保健强身。药膳为"寓医于食",所以厨师的知识、经验、技巧相当重要。

药膳的辅助治疗作用

采取中药、针灸、按摩等治疗方法时,配合药膳,有助于提高治疗效果。

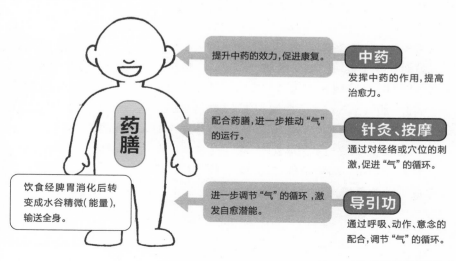

提升中药的效力,促进康复。

中药

发挥中药的作用,提高治愈力。

配合药膳,进一步推动"气"的运行。

针灸、按摩

通过对经络或穴位的刺激,促进"气"的循环。

饮食经脾胃消化后转变成水谷精微(能量),输送全身。

进一步调节"气"的循环,激发自愈潜能。

导引功

通过呼吸、动作、意念的配合,调节"气"的循环。

食物的"五味"与"五气"

药食同源是中医食疗思想的基础。中医认为食材也是灵丹妙药，具有保健和治疗的作用，所以与中药一样，食材也具有"五味"和"五气"的特性。

与脏腑功能关系密切的"五味"

"五味"具有调节相应脏腑功能的作用。

"五味"，指按照"五行"理论将食物的味道分为"酸""苦""甘""辛""咸"五种。中医认为它们各自有其特点和功能，也就是说，我们可以通过食物的味道来判断食物的功能。

酸→收——收敛、固涩

苦→坚——清热燥湿、泻火存阴（坚阴）

甘→缓——补益和中、缓急止痛

辛→散——发散、行气、活血

咸→软——软坚散结、润下通便

另外，属于这五味的食物，又各自对相应的脏腑施加影响，即：酸→"肝、胆"，苦→"心、小肠"，甘→"脾、胃"，辛→"肺、大肠"，咸→"肾、膀胱"。只要适量摄取食物，就可达到营养均衡。如果摄取过量，就会造成脏腑的负担，而如果对于这一特性适当加以利用的话，则可以改善症状。如，吃了过咸的食物对肾脏不好，胃不好可以适当吃些甘味的食材。

有助于改善体质的"五气"

"五气"是基于阴阳论发展而成的食疗观，表示食物具有暖体作用还是寒体作用，由此将食物分为"热""温""寒""凉""平"五种属性。因为"平"性为既不暖体又不寒体的属性，所以食材的"五气"有时又称为"四气"。食物依温凉顺序排列为：热→温→平→凉→寒。

气候寒冷或身体虚冷时，要吃热性、温性的食物，天气酷热或容易上火时要吃寒性、凉性的食物，以此来调整身体状态。

所以中医药膳学是根据个人体质、外部环境而适时做出调整的饮食疗法。

此外，食物的温凉属性会根据烹饪方法的不同而改变。如白萝卜属凉性，但煮过以后就会由"凉"转"平"，身体虚冷的人食用也没问题；红糖和生姜属于温热性食材，一起煮汤，则暖体作用更强。

"五味" 的特性

 酸味食物具有收缩、拉紧肌肉，减少汗液和尿液的排出等作用，对多汗、尿频、腹泻、流涕不止等病症有效。对"肝""胆"有调补作用。但摄取太多会导致发声困难或咽喉痛，所以歌手和教师对此要特别注意。

 苦味食物具有排出体内过多的热量和水分的作用，对发烧、出血性疾病、胃胀、腹泻等病症有效，并有除烦安神的作用。对"心""小肠"有调补作用。但有便秘问题的人应避免过多食用。

 甘（甜）味食物具有缓解肌肉疲劳和精神紧张的作用，对肌肉痛、咽喉痛、胃痛也有效。对"脾""胃"有调补作用。不过，摄取过多反而容易引起消化与代谢功能障碍，糖尿病、过敏性皮炎患者和肥胖人群对此要特别留意。

 辛（辣）味食物具有发散、排汗、开胃、促进气血流动的功能。如感冒初期，外邪位于体表，可利用其发散、排汗的特性，祛除病邪，此即为"解表散邪"。对"肺""大肠"有调补作用。不过，患有痔疮、喉咙痛、眼充血、皮肤发炎以及咳嗽、哮喘等疾患的人群不适合食用。

 咸味食物具有软化坚硬之物，消除结节等作用，对便秘和肩颈疼痛也有疗效。对"肾""膀胱"有调补作用。但是摄取过多会导致血压升高，影响肾功能，出现头晕、浮肿等。

"五气" 的特性

药膳可辅助中药、针灸、推拿等的治疗，提高治疗效果。

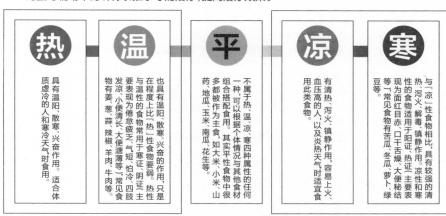

※ 在选择食物的时候，要根据疾病的性质、病人的体质选择适合的食物，这样才会起到保健或者治病的作用。

药膳常用食材的功效

　　药膳是中医理论与烹调经验相结合的产物,是以中药和食物为原料,经过烹饪加工制成的一种具有食疗作用的膳食。简言之,药膳就是以中医学理论为根据的饮食疗法,这与以食物成分为研究基础的现代营养学不同。

●蔬菜类、薯类、菇类

食材名	五味	五气	主要功效
南瓜	甘	平	降低血糖、血脂,健脾养胃,增强体力。
木耳	甘	平	预防血栓与动脉硬化、止血、排毒、抗辐射
卷心菜	甘	平	缓解炎症、防癌抗癌,防治胃及十二指肠溃疡
黄瓜	甘	凉	除烦安神、利尿消肿、减肥降糖
金针菜	甘	凉	疏肝解郁、镇静安神、改善失眠、改善贫血
牛蒡	苦	凉	防治便秘、防癌抗癌、消肿排毒、治疗风热感冒、咽喉痛
蒟蒻	辛苦	寒	降糖、降脂、预防便秘、促进排尿
香菇	甘	平	提高免疫力,适合高脂血症、高血压病与慢性肝炎患者食用
马铃薯	甘	平	消肿、抗炎、镇痛、健胃,预防胃及十二指肠溃疡
生姜	辛	温	排汗、暖胃、止吐、止泻、预防食物中毒
紫苏	辛	温	镇咳、祛痰、健胃、止吐、止泻、预防食物中毒
芹菜	甘苦	凉	抗炎、抗癌、降脂、降压、安神、消除水肿
萝卜	辛甘	凉	健胃、止泻、促进消化、抗炎、止咳、消除喉咙疼痛
洋葱	辛甘	温	健胃、降脂、降压、抗癌、预防流感
冬瓜	甘	凉	促进排尿、消除浮肿、清热解暑、缓解喉咙干渴
番茄	甘酸	凉	健胃消食、降压降脂、抗衰养颜、防治动脉硬化
葱	辛	温	促进食欲、暖胃、改善虚寒腹痛、促进排汗、防治感冒

食材名	五味	五气	主要功效
苦瓜	辛	寒	清心明目、减肥降脂、降血糖、解毒消暑、促进食欲；孕妇慎食。
韭菜	辛	温	促进血液循环、治疗四肢发凉、治疗便秘、预防肠癌、壮阳固精
胡萝卜	甘辛	平	益肝明目、促进消化、预防便秘、增强免疫功能 、
大蒜	辛	温	促进消化、强力杀菌、降低血脂、强健血管、促进血液循环、预防动脉硬化、提升免疫力、抗癌；患有眼疾、肝炎、胃病的人慎食
白菜	甘	平	清热除烦、解渴利尿、调整肠胃、抗癌养颜
菠菜	甘	平	增强免疫力，稳定血糖，改善贫血、便秘、痔疮
山药	甘	平	健脾养胃、滋肾益精、止泻、改善糖尿病、减肥降脂
百合根	甘苦	凉	润肺止咳，清除退烧后的残余热，清心安神，改善失眠、多梦、心悸
薤白	辛苦	温	通阳散结、行气导滞、预防狭心症、缓解脘腹胀痛
莴苣	苦甘	凉	利尿通便、止腹痛、防治鼻出血与牙龈出血、促进母乳分泌
莲藕	甘	寒	生食：除烦止渴、润肺止咳、改善各种出血性疾患；熟食：性由寒变温，健脾养胃，益气补血
丝瓜	甘	凉	适合月经不调、产后乳汁不通、痰喘咳嗽者食用

●谷类、豆类、种子类

食材名	五味	五气	主要功效
红豆	酸甘	凉	利尿消肿、抗癌、促进乳汁分泌
豌豆	甘	平	健胃消食，促进排尿，改善糖尿病、腹泻、浮肿
大麦	甘	平	调整肠胃、促进消化
小麦	甘	平	安定精神，除烦止渴，改善自汗、盗汗

食材名	五味	五气	主要功效
银杏	甘苦	平	止咳祛痰、改善尿频与遗尿、预防动脉硬化
核桃	甘	温	补虚强体、缓解疲劳、补脑益智、抗衰养颜
黑豆	甘	平	促进血液循环、利尿消肿、消除肌肉与关节疼痛、抗衰养颜
玄米	甘	平	除烦止渴、缓解疲劳、止泻
芝麻	甘	平	滋养身体、抗衰防老、滋润肌肤
菜豆	甘辛	平	促进排尿、消除肿胀、抗癌
豆腐	甘	凉	调整肠胃、生津润燥
豆芽	甘	平	清热消暑，促进消化，预防便秘，改善糖尿病、高血压
薏米	甘	凉	利湿消肿、缓解肌肉与关节痛、降低血脂、减轻面部色斑
糯米	甘	温	滋养肠胃、止泻、改善自汗与遗尿

●水产类

食材名	五味	五气	主要功效
蛤蜊	甘咸	平	利湿消肿、化痰止渴、改善糖尿病
沙丁鱼	甘咸	温	行气活血，预防血栓形成与动脉硬化
虾	甘咸	温	强精壮阳、温经通乳
鲤鱼	甘	平	养血安胎，利水除湿，治疗妊娠水肿
海带	咸	寒	软坚散结，利湿止痒，治疗肿块、结节
青鱼	甘咸	温	养肝明目、补气健脾、祛风除湿
蚬	甘咸	寒	疏肝利胆、除湿排毒
羊栖菜	咸	寒	降脂、降压、降糖、预防血栓形成与动脉硬化

●肉、蛋、乳类

食材名	五味	五气	主要功效
牛肉	甘	温	滋养身体、强健筋骨
牛乳	甘	凉	补虚损、生津润燥、养血、解毒
羊肉	甘	热	温中健脾、补肾强精、益气活血、改善四肢发凉与尿频
鸡肉	甘	温	调理肠胃、恢复体力、增强免疫力
鸡蛋黄	甘	平	将鸡蛋黄放入不锈钢勺内置于铁锅中,用文火熬至油出,备用。蛋黄油有清热消肿之功,治疗各类炎症,如急、慢性中耳炎
动物肝脏	甘	温	补血、补肝、改善眼睛功能
蜂蜜	甘	平	养肺润肠、抗衰养颜

●水果、调味料、药草类

食材名	五味	五气	主要功效
梅干	酸咸	平	调整肠胃、止吐、止泻
柿	甘	凉	润肺止咳、治疗咽痛、缓解痔疮出血
葛根	甘辛	平	缓解感受风寒引起的头痛、颈肩痛、腹泻
花椒	辛	热	暖胃止痛、杀虫止痒
红花	甘	平	活血化瘀、通经止痛,治疗女性痛经、产后恶露不净
肉桂	辛甘	温	补肾助阳、散寒止痛、活血通经
西瓜	甘	寒	清心消暑、除烦止渴、利尿消肿
梨	甘酸	凉	润肺生津、利咽止咳、解酒毒
柠檬	酸甘	凉	杀菌调味、促进食欲、安胎养颜、调控血糖、防治心血管病与肾结石

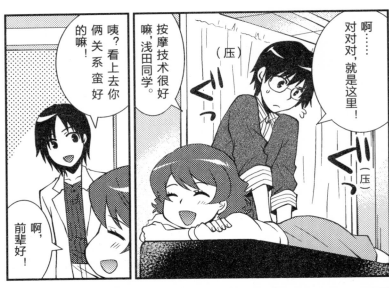

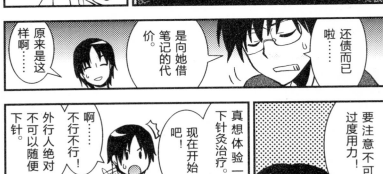

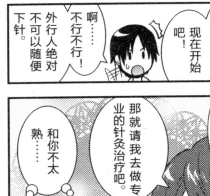

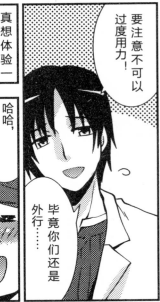

初学者寻找穴位的简单方法

　　应用穴位疗法，最重要的就是找对位置点，这里介绍几种能简便地找到穴位的诀窍。

　　（1）当身体有异常，穴位上便会出现各种反应，这些反应包括：压痛——用手一压，会有痛感；硬结——用手指触摸，有硬结；感觉敏感——稍微一刺激，皮肤便会刺痒；色素沉淀——出现黑痣、斑；温度变化——和周围皮肤有温度差，比如发凉或者发烫。

　　（2）每个人的身高和骨骼情况不一样，穴位位置会有微小的差异，寻找穴位的方法也不可能都适用于如"从这里开始往上××寸处"这种测算方法。因此要以各自的人体为基准来寻找穴位，测算的基本指标是"手指的宽度"，即用自己的手指来测算出穴位的大体位置，然后用指尖按压穴位的周边，最疼痛的点或凹陷处就是专属于你的穴位。　这种方法只适用于自己身上，不能用自己的"手指的宽度"在别人身上来找穴位，这样做是找不准穴位的。

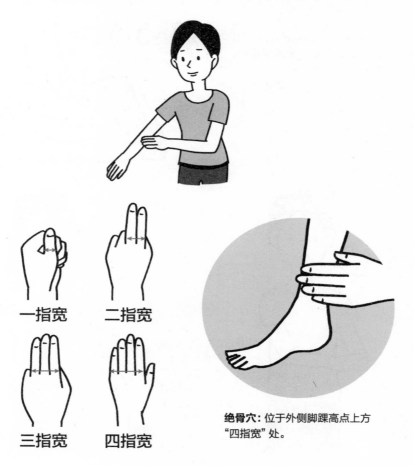

一指宽　　二指宽

三指宽　　四指宽

绝骨穴： 位于外侧脚踝高点上方"四指宽"处。

指压与按摩疗法

顾名思义，按摩的"按"有按压之意，"摩"有摩擦之意；指压，即用手指按压。指压和按摩疗法，就是通过用手掌或手指按压、敲打、揉捏、摩擦经络或穴位的方式，来改善机体"气血"运行的治疗和保健方法。

指压和按摩是初学者都可以施行的治疗法，但是请以 15~20 分钟为标准。如果长时间刺激穴位，有时反而会因刺激过度，引起肌肉疼痛。为亲朋好友按摩时，要让对方放松，自己也要集中精神。

按压

按压穴位是随时可施行的疗法，有助于抑制肌肉和神经的兴奋。按压穴位的时候，要施加 3~5 公斤的压力。可以通过按压体重计来感受力道，逐渐掌握按压的力度。

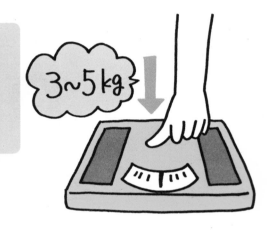

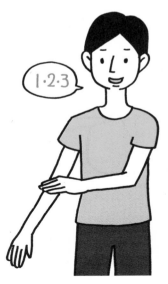

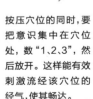

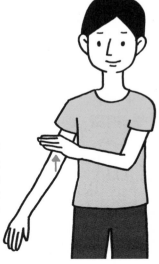

按压穴位的同时，要把意识集中在穴位处，数"1、2、3"，然后放开。这样能有效刺激流经该穴位的经气，使其畅达。

拍打

使用手掌或拳头,有节奏地拍打穴位,有助于促进血液循环,缓解肌肉紧张。

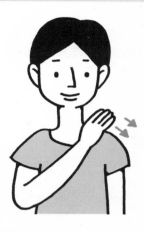

拿捏

用手夹住穴位区域的肌肉,一捏一放,有助于肌肉放松,关节活动顺畅。

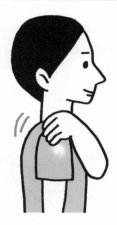

揉按

将指尖按在穴位上,以稍微画圆的方式边揉边按,有助于促进血液循环,加快新陈代谢,消除疲劳。

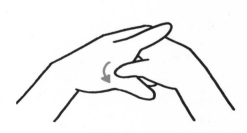

摩擦

用手掌或手指指腹,沿着经络循行线路进行摩擦,有助于改善血液、淋巴液循环,减轻肌肉麻痹或浮肿。

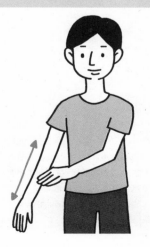

针灸治疗的特点

　　针灸是针法和灸法的总称。古人们利用金属针具或艾炷、艾卷，在人体特定的部位（穴位）进针或施灸，用以治疗疾病，解除病痛，并由此创立了独具特色的人体经络腧穴理论。

针法治疗

　　关于针法治疗，除了针具的粗细、长短之外，还包括进针的手法、技巧，留针的时间以及进针后的反应等诸多内容。另外，在现代临床实际应用中还有电针、穴位注射等治疗方式。

用于针法治疗的针具种类

毫针

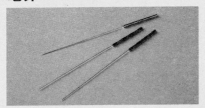

一般针法治疗所使用的针具，以粗细为 28～30 号（0.32～0.38mm）和长短为 1～2 寸（25～50mm）者最为常用。短针多用于耳针及浅刺治疗用，长针多用于肌肉丰厚处穴位的深刺和对某些穴位作横向透刺之用。

灸头针

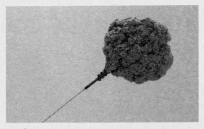

在针柄处缠上艾绒后点火，产生的热量慢慢传导至穴位深处，加强疗效。一般用于虚证、慢性病、肌肉劳损的治疗。

皮内针

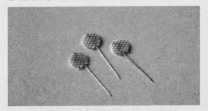

一般为长 1~2 厘米的小针。行针时将针横刺入皮下，针柄外露，再以胶布固定，在局部不痛及不影响肢体活动的条件下将针留置 1~7 天（或据病情而定），故此针法又叫埋针法。此法多用于治疗慢性或疼痛性疾病。

揿针

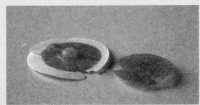

也属于皮内针的一种，形似图钉状，针体通常长 0.5~2mm。行针时将其垂直刺入皮肤，再以胶布固定，通常放置 1~3 天。使用方便，患者容易耐受。

灸法治疗

灸法治疗，有直接把艾炷放在肌肤上施行的"直接灸"，也有把蒜片或姜片夹在艾炷和肌肤之间的"间接灸"。对于"直接灸"，患者会有被烫伤的担心。现在市面上出现了经过改良的"简易灸"（一次分量的艾绒柱下方带有贴片底座的灸疗制品），使用方便，而且大大降低了被烫伤的风险。

简易灸

放置在穴位处的一个艾绒柱燃尽，称为"一壮"。通常一个穴位以 3 天 1 次、每次 3~5 壮为度。如果在治疗途中感到皮肤灼痛时，一定不要忍耐，应马上将艾绒柱移除。

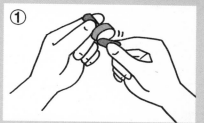

① 撕掉"简易灸"的底座贴片。

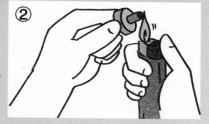

② 点燃艾绒柱

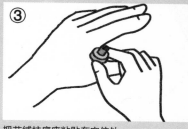

③ 把艾绒柱底座粘贴在穴位处。

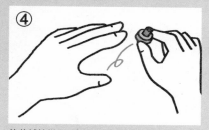

④ 待艾绒柱燃尽、冷却后，将其移除。

灸疗是可以简单操作、深受欢迎的自我保健疗法。
不过，在使用时请务必遵守下列注意事项。

不能施灸的情况

1. 饮酒、发烧、疲劳时；罹患化脓性皮肤病、皮肤过敏症、传染病、出血性疾病等。
2. 空腹、刚就餐后、入浴前后、运动前后，应避免施灸。

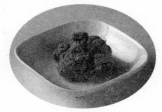

艾绒

艾绒是将艾叶经过反复晒杵、捶打、粉碎，筛除杂质、粉尘，而得到的软细如棉的物品。艾绒是制作艾条的原材料，也是灸法治疗所用的主要材料。

常用穴位和功效

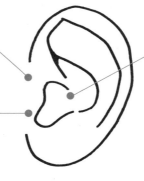

头部

上星
从额头中央发际往上移 1 个拇指宽度的位置。

主治头痛、眩晕、鼻塞、鼻窦炎、鼻出血、花粉症。

迎香
鼻翼旁边的凹陷处。

主治鼻塞、鼻窦炎、鼻出血、面神经麻痹、口角炎。

风池
后头骨下左右两条大筋外缘的凹陷中，与耳垂平齐。

主治感冒、发热、头痛、鼻炎、颈肩僵硬、眼睛充血、近视。

天柱
后发际中央旁开 1 个拇指宽处，较粗肌肉的外侧凹陷处。

主治感冒、头痛、鼻窦炎、颈部僵硬、落枕。

百会
位于头部正中线与两耳尖连线的交点处。

主治低血压、头痛、头晕、鼻塞、中风造成的失语症、脱肛、子宫下垂等。

太阳
眉梢与外眼角连线的中点，向后移 1 个拇指宽处的凹陷。

主治视力减退，眼睛充血、肿胀与疼痛，偏头痛，牙痛，三叉神经痛，面神经麻痹。

睛明
内眼角稍上方，鼻梁的顶端两侧凹陷处。

主治斜视，视力减退，眼睛充血、肿胀与疼痛。

肩井
肩膀中央最高的隆起处，与乳头在一条垂直线上。

主治头痛、颈肩痛、上肢麻木、高血压、泌乳不足、乳腺炎。

耳门
耳屏（耳洞前方的突起）前上方张口时凹陷处。

主治耳鸣、耳聋、牙痛。

听会
耳屏（耳洞前方的突起）前方张口时凹陷处。

主治耳鸣、耳聋、面神经麻痹、牙痛、腮腺炎。

胃点
耳轮脚消失处，基本处于耳朵中央。

主治腹胀、嗳气、胃痛等胃肠功能紊乱症状，有助于减肥。

胸腹部

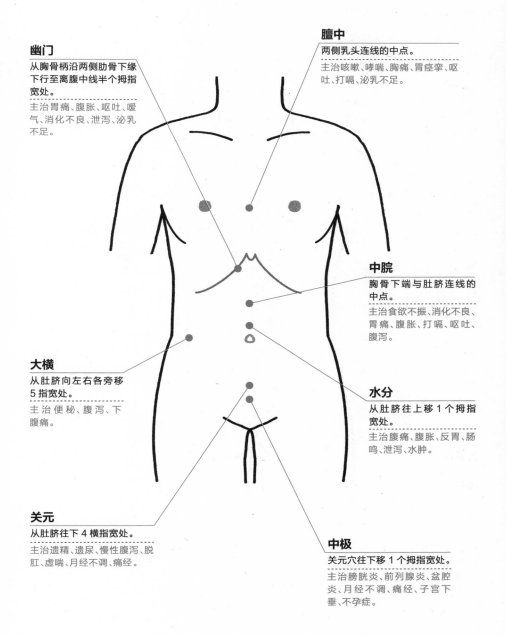

幽门
从胸骨柄沿两侧肋骨下缘下行至离腹中线半个拇指宽处。

主治胃痛、腹胀、呕吐、嗳气、消化不良、泄泻、泌乳不足。

膻中
两侧乳头连线的中点。

主治咳嗽、哮喘、胸痛、胃痉挛、呕吐、打嗝、泌乳不足。

中脘
胸骨下端与肚脐连线的中点。

主治食欲不振、消化不良、胃痛、腹胀、打嗝、呕吐、腹泻。

大横
从肚脐向左右各旁移5指宽处。

主治便秘、腹泻、下腹痛。

水分
从肚脐往上移1个拇指宽处。

主治腹痛、腹胀、反胃、肠鸣、泄泻、水肿。

关元
从肚脐往下4横指宽处。

主治遗精、遗尿、慢性腹泻、脱肛、虚喘、月经不调、痛经。

中极
关元穴往下移1个拇指宽处。

主治膀胱炎、前列腺炎、盆腔炎、月经不调、痛经、子宫下垂、不孕症。

背部

肺俞
身柱穴往左右各旁开 1 个半拇指宽处。

主治咳嗽、哮喘、鼻炎、自汗、盗汗。

厥阴俞
从肺俞穴往下 1 个脊骨的距离。

主治肩膀僵硬、酸痛、胸闷，心悸，胃痛，呕吐。

心俞
从肺俞穴往下 2 个脊骨的距离。

主治心悸、胸痛、癫痫、口腔溃疡、盗汗、小儿夜啼。

膈俞
从肺俞穴往下 4 个脊骨的距离，约与两肩胛骨下缘平齐。

主治胆道疾病、慢性出血性疾病、呕吐、打嗝、咳喘。

胃俞
从肝俞穴往下移 3 个脊骨的距离。

主治食欲不振、消化不良、胃痛、反胃、呕吐、腹胀、腹泻、糖尿病。

三焦俞
从肝俞穴往下移 4 个脊骨的距离。

主治糖尿病、不孕症、肠鸣、腹胀、呕吐、水肿、腰背痛。

小肠俞
位于平齐于骨盆上缘的脊骨下方，第 1 和第 2 个突起骨之间，位居两侧。

主治腰痛、骶髂关节痛、腹泻、便秘、盆腔炎、不孕症。

大椎
后正中线上，约与肩平齐，低头时隆起的硬骨下缘凹陷处。

主治感冒、发热、颈肩痛、咳嗽、哮喘、中暑、小儿惊风。

身柱
从大椎穴往下数第 3 个脊骨下的凹陷处。

主治咳嗽、哮喘、癫痫、体质虚弱，促进大脑发育。

肝俞
从平行于两肩胛骨下缘的脊骨往下移 2 个脊骨，该脊骨的两侧即是。

主治痛风，急、慢性肝炎，胆囊炎，黄疸，肋间神经痛。

脾俞
从肝俞穴下移 2 个脊骨的距离。

主治胃肠炎、食欲不振、虚弱体质、盗汗、水肿。

肾俞
从平行于骨盆上缘的脊骨上移两个脊骨，该脊骨的两侧即是。

主治尿频、阳痿、早泄、遗精、不育症、月经不调、腰膝无力、四肢不温。

膀胱俞
小肠俞穴下方，第 2 和第 3 个突起骨之间，位居两侧。

主治膀胱炎、前列腺炎、遗尿、遗精、腰背部僵硬疼痛。

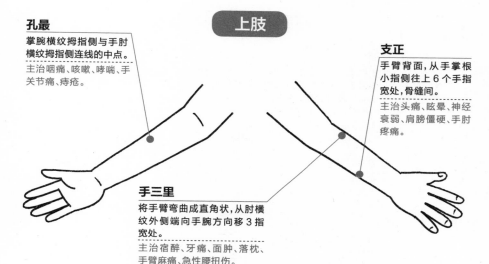

上肢

孔最

掌腕横纹拇指侧与手肘横纹拇指侧连线的中点。

主治咽痛、咳嗽、哮喘、手关节痛、痔疮。

支正

手臂背面，从手掌根小指侧往上6个手指宽处，骨缝间。

主治头痛、眩晕、神经衰弱、肩膀僵硬、手肘疼痛。

手三里

将手臂弯曲成直角状，从肘横纹外侧端向手腕方向移3指宽处。

主治宿醉、牙痛、面肿、落枕、手臂麻痛、急性腰扭伤。

中渚

在手背第4、5掌骨间，轻握拳时掌指关节往上1个拇指宽处（凹陷）。

主治头晕、眼花、耳鸣、目赤、喉咙痛、手腕痛、手指麻木。

劳宫

握拳屈指时，中指和无名指端之间的掌心处。

主治心烦、失眠、冠心病、高血压病、精神疾患、更年期综合征、口腔炎。

少商

手拇指外侧指甲根部。

主治咽喉肿痛、发烧、中风昏迷、抽风。

合谷

手背虎口处。将一手拇指的指关节横纹压在另一手虎口指蹼缘上，弯曲拇指，拇指尖下即是。

主治眼睛充血、鼻炎、牙痛、咽喉肿痛、面瘫、青春痘、上肢瘫痪、手指麻木。

阳池

腕关节背侧横纹中，正对中指与无名指指缝，可触及凹陷。

主治咽喉痛、前臂疼痛麻木、腕关节炎、糖尿病、妊娠呕吐。

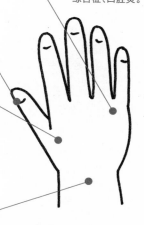

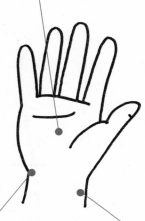

神门

腕关节掌侧横纹小指端，可触及凹陷。

主治心绞痛、心律不整、失眠、健忘、烦躁、癔病。

经渠

仰掌，腕横纹往上1个拇指宽凹陷处，可触及脉搏。

主治心绞痛、胸闷、咳嗽、哮喘、咽痛、嗳气、呕吐。

血海

请家人将左(右)手掌心对准你的右(左)膝顶端,拇指和食指成45°角,拇指指尖所在的大腿肌肉隆起处就是血海穴。

主治月经不调、痛经、不孕症、贫血、湿疹、荨麻疹。

阴陵泉

从脚内踝沿着小腿骨内侧往上,在膝盖下方的骨突起下可触及凹陷。

主治腹泻、遗尿、排尿困难、阴部疼痛、下肢麻木。

三阴交

从内踝尖上移4指宽处,在骨头的后缘。

主治月经不调、痛经、白带过多、功能性子宫出血、不孕症、胎位不正、水肿、小便不利。

膝眼(内、外)

下肢用力蹬直时,膝盖下面内外侧均可见一凹陷,如同牛鼻。

主治膝痛,腓肠肌痉挛,下肢麻木、瘫痪。

阳陵泉

位于膝盖外侧腓骨小头前下凹陷处,与阴陵泉穴持平。

主治胸胁痛、肝炎、胆囊炎、胃下垂、小儿惊风、下肢瘫痪。

足三里

从外膝眼穴往下4横指宽处。

主治胃肠炎、食欲不振、糖尿病、高血压病、失眠、贫血、浮肿、下肢瘫痪。

曲泉

屈膝时,膝关节横纹内侧端凹陷处。

主治膝关节内侧痛、痛经、排尿困难、尿路感染症、疝气、子宫下垂。

承山

伸直小腿或足跟上提时小腿肚下出现的"人"字尖角凹陷处。

主治小腿肚抽筋、生长痛、下肢疼痛、便秘、痔疮、脱肛。

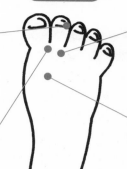

足

厉兑

脚第 2 趾的趾甲根部（靠第 3 趾侧）。

主治唇炎、鼻炎、咽炎、胃炎、多梦、
神经衰弱、癫痫、小儿惊风。

内庭

脚背第 2、3 趾缝间，趾蹼缘向上移半
拇指宽凹陷处。

主治鼻出血、口腔炎、口臭、磨牙症、
喉咙痛、小儿溢乳。

行间

脚背第 1、2 趾缝间，趾蹼缘向上移
半拇指宽凹陷处。

主治头痛、目赤、青光眼、结膜炎、近
视、口腔溃疡、心绞痛、高血压病。

太冲

将脚第 1、2 趾并拢，从两趾连接处往
脚背移两横指宽凹陷处。

主治头痛、头晕、目赤肿痛、胸胁胀
痛、面肌痉挛、小儿惊风、高血压病、
失眠、多梦。

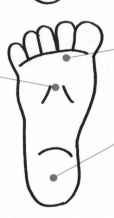

涌泉

足 5 趾屈曲时，足底掌心前部凹
陷处。

主治高血压病、冠心病、小儿惊风、
昏厥、四肢不温、过敏性鼻炎。

里内庭

脚底第 2 趾根下方肌肉隆起处，脚趾
弯曲时趾肚触及处。

主治食物中毒、腹痛、呕吐、小腿肚抽
筋、口臭、牙龈炎、口腔溃疡。

失眠穴

足底正中线与内、外踝尖的连线相
交处。

主治失眠、多梦、易醒。

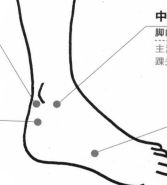

太溪

内踝后方，内踝与跟腱之间的
凹陷处。

主治眩晕、耳鸣、喉咙痛、失
眠、遗精、足跟痛。

中封

脚内踝前 1 个拇指宽处凹陷。

主治胸腹胀满、肝炎、胆囊炎、黄疸、
踝关节扭伤、腰痛。

水泉

太溪穴直下方 1 个拇指宽处。

主治小便不利、前列腺疾患、
月经不调、白带过多、阴痒、乳
腺病、视物模糊。

然谷

脚内踝前斜下方突出的骨头
的下缘。

主治糖尿病、咽喉肿痛、心烦、
阳痿、早泄、前列腺炎

季节变化与人体健康

疾病和气候、季节的变化存在一定的关系。例如，对于冠心病、脑卒中等心脑血管疾病来讲，冬季是高发季节。随着当今世界各地频频发生异常气象，疾病与气候、季节的关系越来越受到人们的重视。

其实，中国最古老的医学经典《素问》早在 2000 年前，就已经针对疾病与气候的关系，提出顺应季节变换而调整生活的重要性，强调"和于阴阳，调于四时"。

《素问》认为，四季的变化是疾病之源。古人发现吹风、淋雨、受寒等会使人生病，所以将风、寒、暑、湿、燥、火归纳为六个外在使人生病的致病因素，合称为"六淫"。六淫原属于大自然气候的变化，本来对人是无害的，所以称为"六气"，但如果环境气候变化太剧烈，或是人体无法适应时，就会引发疾病。就是说异常的"六气"，或六者不相协调，任何一项皆会发为"淫"，让人不舒服，进而生病。

中医认为，季节与脏器的健康也有密切关系。在中医里，一年分五季，在夏秋之间多出来一个长夏。按照五行学说，五脏和五季相对应，肝主春、心主夏、脾主长夏、肺主秋、肾主冬。当令之时所对应的脏气最旺，但也最容易受伤，因此要根据季节做好五脏养生。

举例来说，春季是"肝"的主季，肝气最旺，但也是容易发生肝病的时期。"肝"在人体内是主理疏泄与藏血的，就如同树木发芽生长一样，肝气以升为顺，以柔为度。因此，春季养生宜顺应阳气自然升发舒畅的特点，以养肝为要务。一旦压力过大，肝气郁结或肝火偏旺，又或者肝气素来不足，久失濡养，肝功能活动跟不上春季多变的气候，就会发生病患。春季养肝，就要多吃些养肝的食物，如荠菜、菠菜、芹菜、油菜、大枣等，保护我们的肝脏。

春季的气候特征与健康管理

　　春季万物复苏,气象更新。人体经过一个寒冬,此时也焕发出勃勃的生机。春属木,对应于肝,肝气生发太过或不足,会引起气的逆行或郁结,造成上火、焦虑、抑郁等身心不适。还会引起血的停滞,造成肝脏疾患、血压不稳定、过敏性疾患(花粉症或鼻炎)、月经不调等问题。

●容易罹患的疾病
过敏性疾病 / 肝脏与胆囊疾病 / 精神性疾病 / 月经不调 / 高血压病 / 痤疮

●春季的健康管理
　　春季应适当吃些春笋、香椿、洋葱等有助肝气生发的食材。当肝气过旺时,应食用芹菜、番茄、菠菜、山楂、梅干等,避免过量摄取酒、盐分、脂肪、糖分、香辛料。也建议多吃些安定精神的紫苏、百合根、金针菜等。就寝前的入浴或脚底按摩,都要做得更用心。

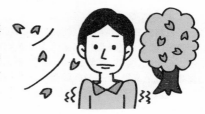

夏季的气候特征与健康管理

　　中医认为,夏季属火,"火气通于心"。夏季炎热,人们很容易"心火旺",会产生心烦意乱、无精打采、失眠、食欲不振、口腔溃疡等表现。"汗"为心之液,汗多易耗伤心气,而夏季人们更容易出汗,血液黏稠度增加,这些都会导致心血管疾病的发生,所以养心是夏季保健的核心。

●容易罹患的疾病
食欲不振、腹泻 / 中暑、痱夏 / 冠心病 / 皮肤病、痱子 / 失眠 / 哮喘

●夏季的健康管理
　　人们要及时调节自己的生活节奏,保证充足睡眠,舒展心情,控制情绪,保养心神。要适时补充水分,西瓜、草莓、蓝莓、桑葚、樱桃等都是理想的食材,中医认为它们具有养心安神,滋阴降火的作用。中医还认为,苦入心,苦瓜、丝瓜、莴苣等苦味食材有清心除烦、解毒消暑的作用。

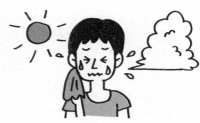

长夏季的气候特征与健康管理

"长夏"是中医学理论中的一个特定的季节，古医籍中一般定为农历6月，即夏季的最后一个月。长夏是湿热多雨季节，从中医学角度来讲，"湿气通于脾"，湿为阴邪，易伤阳气，尤其是脾阳。脾脏喜燥而恶湿，一旦被湿气所困，就会导致消化吸收功能减退，表现为脘腹胀满、食欲不振、口淡无味、胸闷欲吐、大便稀溏，甚至腹泻、水肿。还会造成气血化生乏源，在内导致其他脏腑功能低下，在外则易被外邪侵犯。所以长夏是养脾的重要时期。

●容易罹患的疾病
足癣 / 渗出性皮肤疾患 / 关节炎 / 食欲不振 / 胃肠炎 / 胃溃疡、十二指肠溃疡 / 泌尿系感染

●长夏季的健康管理
长夏时节人体容易脾虚湿困，相应的对策就是健脾除湿，把多余的水湿排出体外或者减少体内水湿产生。将山药、冬瓜、鲤鱼、茯苓、扁豆、薏仁、红豆等食材煮粥或熬汤等，都有健脾除湿的效果。也可以适当吃些具有辛辣排汗作用的生姜、葱等。

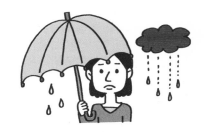

秋季的气候特征与健康管理

以中医五脏养生观念来看，秋天的燥热之气容易伤肺，导致慢性支气管炎、过敏性哮喘、支气管扩张等疾病患者出现病情复发的情况。在干燥的气候下，人们常常会感到喉咙干燥，无论喝多少水也无法止渴，总觉得喉咙中有痰卡在里边，怎么也咳不出来，甚至还会感到有点喘的症状，这就是所谓"燥咳"的情形。此外，皮肤也会变得干燥，这些都是"秋燥伤肺"引起的。中医所指的"肺"，除了指生理学上的肺功能之外，还涵盖了人体水分代谢、呼吸系统、身体免疫力等方面，例如皮肤、毛发、鼻腔、咽喉、气管等，皆属于中医"肺"的范畴。因此"养肺"是秋季养生保健康的重点。

●容易罹患的疾病
感冒 / 鼻炎 / 咳嗽、哮喘 / 肌肉痛、关节痛 / 痔疮 / 更年期综合征

●秋季的健康管理
秋季可适当吃些润肺除燥的食材，如萝卜、莲藕、梨、柿、荸荠等。麦冬、西洋参代茶饮对慢性咽炎、支气管炎等呼吸道疾病引起的干咳、咽部异物感，糖尿病导致的烦渴、乏力，以及更年期综合征有很好的治疗作用。文蛤对秋季空气干燥引起的皮肤瘙痒症、咽炎、咳嗽有改善效果。蛤壳晒干后研粉，就成了中药海蛤粉，具有清肺热、止咳化痰的作用。

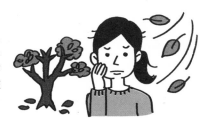

冬季的气候特征与健康管理

　　冬季，由于天气阴冷，许多"冬病"容易发作，如各类关节炎、哮喘、心脑血管疾病等。中医认为，肾应冬，"寒气通于肾"，因此冬季还容易出现腰痛、尿频、遗尿、浮肿、黑眼圈以及膀胱炎、肾炎病情恶化等问题。

　　在秋冬季节，很多女性朋友总觉得四肢冰冷，尤其是在晚上的时候。有时睡到半夜醒来，四肢还是不暖和，甚至影响睡眠质量。有部分的男士也会有这种情形，但仍以女性居多。从中医讲，这通常是阳虚寒凝、气血不畅的表现。

●容易罹患的疾病
肾与膀胱系统的疾患 / 心脏病 / 脑卒中 / 虚冷 / 流行性感冒 / 关节炎

●冬季的健康管理
　　冬季饮食以温阳散寒，行气活血，增强御寒能力为要。 韭菜、核桃、黑芝麻、黑豆、黑米、枸杞、桂圆、虾仁等具有滋补肝肾、补养气血、强健筋骨的功效。睡前足浴后用手按摩足趾和脚掌心（涌泉穴区域）2~3分钟，有很好的益肾作用。宫寒痛经、平时手脚不温的人，可以试用以下泡脚方：艾叶15克、鸡血藤30克、肉桂15克，这是一副药的量，煮好后泡脚，有温阳、益气、活血、通络的作用。每天泡一次，一副药可以泡两三次。

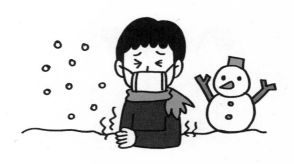

中医"治未病"

"知己知彼,百战不殆"是孙子的名言,这句话也可以套用在健康法的运用上。彼,指健康的"敌人",即"外邪",也就是所谓的"六淫"(容易导致疾病发生的气候变化);己,则指自己的体质。只要充分了解自己的体质,按照季节的变化调整自己的生活方式,就可以增强自己抵御疾病的能力。

《素问》中讲道:"是故圣人不治已病,治未病,不治已乱,治未乱,此之谓也。夫病已成而后药之,乱已成而后治之,譬犹渴而穿井,斗而铸锥,不亦晚乎。"意思是说,圣人不等病已经发生再去治疗,而是治疗在疾病可能发生之前,如同不等到乱事已经发生再去治理,而是治理在它可能发生之前。如果疾病已发生再去治疗,乱子已经形成再去治理,那就如同口渴了才去掘井,战乱发生了再去制造兵器,那不是太晚了吗?

"治未病"理论是中医的精髓所在。它提醒我们,要知己知彼,时时了解自己的体质和健康状况,并根据季节、环境的变化调整自己的生活,对不良的生活习惯进行干预,从而预防疾病的发生。

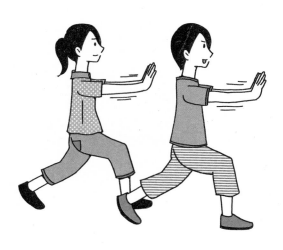

第五章

常见不适的中医治疗
与药膳调理法

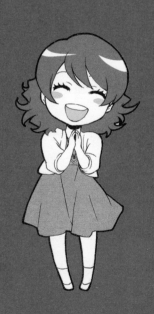

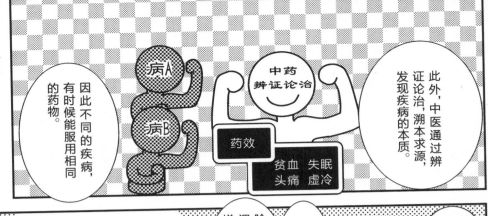

因此不同的疾病，有时候能服用相同的药物。

中药辨证论治

药效

贫血 失眠
头痛 虚冷

此外，中医通过辨证论治，溯本求源，发现疾病的本质。

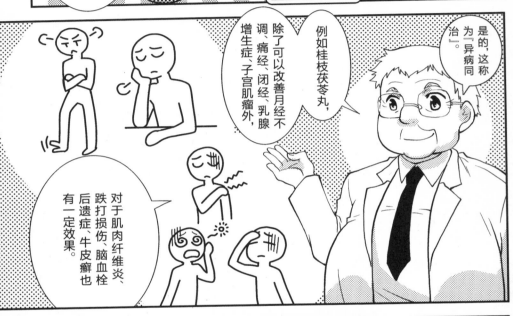

是的，这称为『异病同治』。

例如桂枝茯苓丸，除了可以改善月经不调、痛经、闭经、乳腺增生症、子宫肌瘤外，

对于肌肉纤维炎、跌打损伤、脑血栓后遗症、牛皮癣也有一定效果。

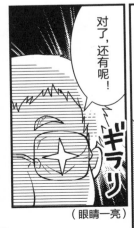

对了，还有呢！

ギラリ

（眼睛一亮）

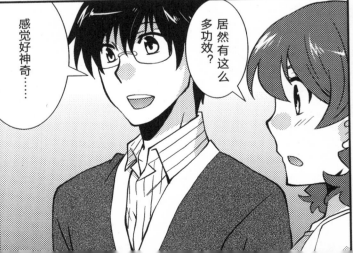

居然有这么多功效？

感觉好神奇……

182

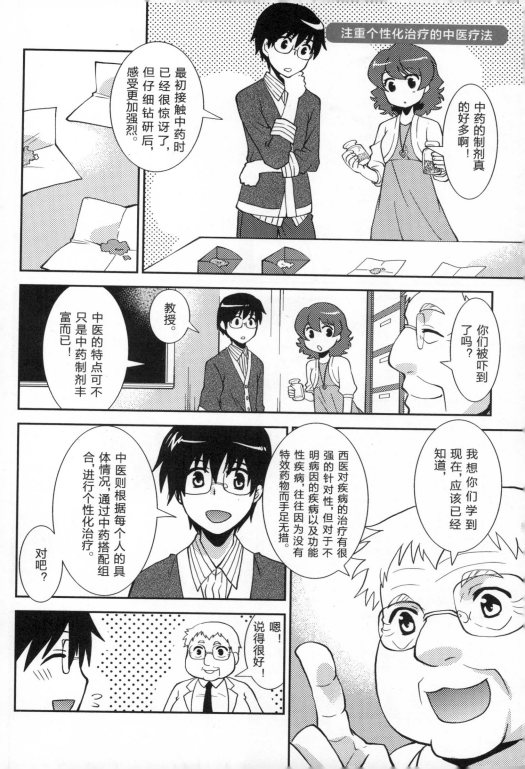

注重个性化治疗的中医疗法

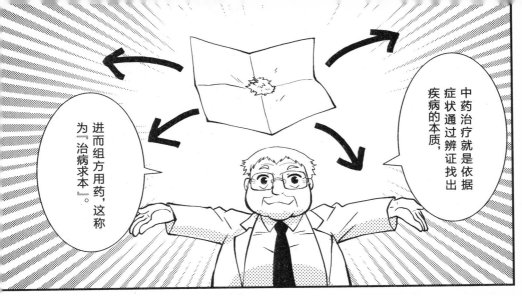

中药治疗就是依据症状通过辨证找出疾病的本质,

进而组方用药,这称为「治病求本」。

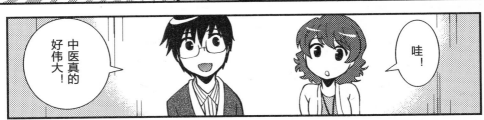

中医真的好伟大!

哇!

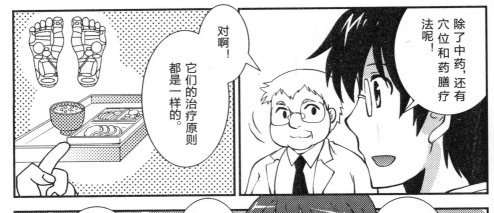

除了中药,还有穴位和药膳疗法呢!

对啊!它们的治疗原则都是一样的。

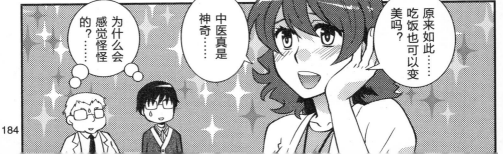

原来如此……吃饭也可以变美吗?

中医真是神奇……

为什么会感觉怪怪的?……

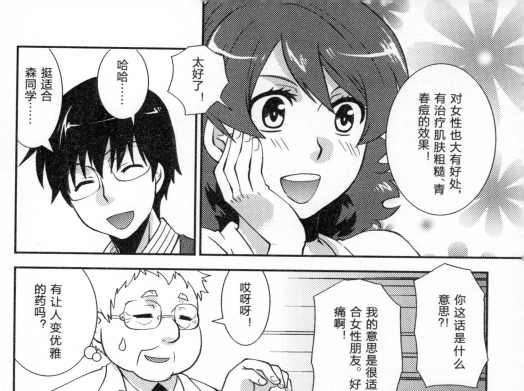

太好了！

哈哈……

挺适合森同学……

对女性也大有好处，有治疗肌肤粗糙、青春痘的效果！

你这话是什么意思？！

我的意思是很适合女性朋友。好痛啊！

哎呀呀！

有让人变优雅的药吗？

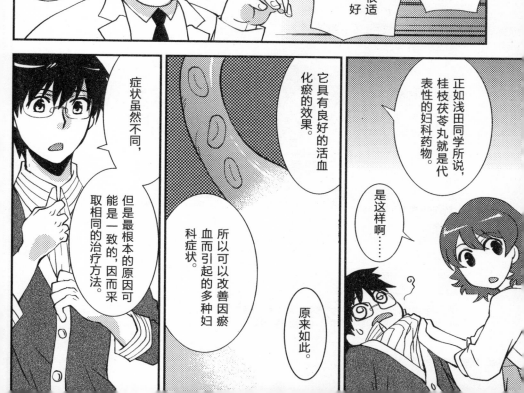

正如浅田同学所说，桂枝茯苓丸就是代表性的妇科药物。

是这样啊……

它具有良好的活血化瘀的效果。

所以可以改善因瘀血而引起的多种妇科症状。

原来如此。

症状虽然不同，

但是最根本的原因可能是一致的，因而采取相同的治疗方法。

流涕、鼻塞

造成流涕、鼻塞的原因很多，主要为感冒初期鼻炎、过敏性鼻炎、鼻窦炎。中医认为，在不怎么出汗的季节，体内多余的水分容易积存，从而引起鼻炎的发生。寒冷的天气，也容易造成鼻腔的负担，引起鼻炎。

患了过敏性鼻炎或慢性鼻炎，可以通过服用中药或食用药膳，改善体质，治愈疾病。

中药

小青龙汤
适用于感冒初期或单纯性鼻炎，具有促进水分代谢的作用。

麻黄附子细辛汤
适用于打喷嚏、流涕严重时。

葛根汤加川芎、辛夷
适用于鼻窦炎初期，鼻塞，伴有鼻部浮肿或面部疼痛。

小柴胡汤加桔梗、石膏
适用于慢性鼻窦炎，伴有发烧症状。

穴位

按压位于鼻翼两侧的迎香穴。
施灸的穴位：上星、肩井、合谷、内庭。以热度渗透至皮下一厘米左右的感觉为度。

肩井
肩膀中央最高的隆起处，与乳头在一条垂直线上。

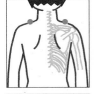

迎香
鼻翼旁边的凹陷处。

合谷
手背虎口处。将一手拇指的指关节横纹压在另一手虎口指蹼缘上，弯曲拇指，拇指尖下即是。

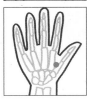

上星
从额头中央发际往上移1个拇指宽度的位置。

内庭
脚背第2、3趾缝间，趾蹼缘向上移半拇指宽处的凹陷。

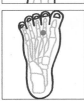

药膳

建议食用有暖体、促进发汗作用的生姜、香葱、丁香、茴香。患了过敏性鼻炎或鼻窦炎，若食用甜腻、辛辣的食物，会使鼻黏膜肿胀，导致病情恶化，必须多加注意。

咽 痛

咽痛常见于感冒的时候。当伴有发热、口干时，一般为急性喉头炎，应通过湿润喉部黏膜，改善炎症的方法进行治疗。

当伴有咳嗽，并进一步导致声音嘶哑、失声时，常提示肺或支气管有炎症，就要采取抑制炎症、止咳等方法，从而缓解咽部疼痛。

中药

银翘散
适用于有咽痛、发热、口干症状，但并不怕冷的急性喉头炎。

驱风解毒汤
适用于咽喉炎疼痛严重者。

麻杏石甘汤
适用于咳嗽不止导致咽痛加重、胸痛，或咳嗽夜间严重者。

麦门冬汤
适用于咳嗽欲呕、喉咙干痛、舌红无苔者，此外还有化解黏稠浓痰，改善因吸烟过量引起的咽喉不适等作用。

穴位

咽喉痛时，可以在少商、孔最两穴施以简易灸 2~3 壮。用食指至小指四根手指的指腹，从耳下按摩至喉咙，也有改善效果。咽喉痛伴有咳嗽时，则对膻中、幽门两穴施灸。

孔最
掌腕横纹拇指侧与手肘横纹拇指侧连线的中点。

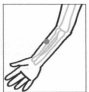

膻中
两侧乳头连线的中点。

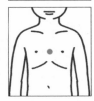

少商
手拇指外侧指甲根部。

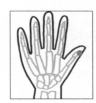

幽门
从胸骨柄沿两侧肋骨下缘下行至离腹中线半个拇指宽处。

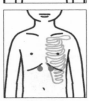

药膳

白萝卜、梨对缓解咽喉痛很有效，可饮用梨汁或将其含在口中滋润喉咙。白萝卜可打成泥食用，或放入味道清淡的海带热汤中饮用。咽喉痛伴有咳嗽时可服用百合根汤。咽喉痛时，应避免食用涩性较强的竹笋、山药、荠菜等，以及刺激性较强的调味料、虾、螃蟹等。

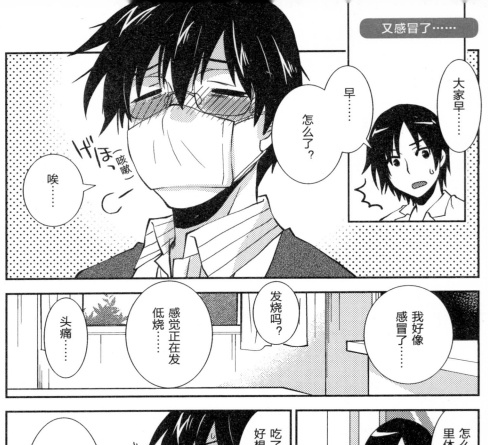

又感冒了……

大家早……

早……

怎么了？

唉……

ゲほ、(咳嗽)

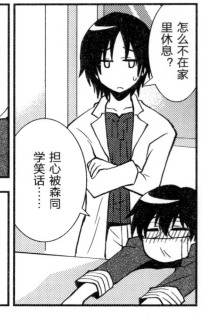

我好像感冒了……

发烧吗？

感觉正在发

低烧……

头痛……

怎么不在家里休息？

担心被森同学笑话……

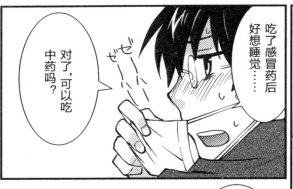

吃了感冒药后好想睡觉……

对了，可以吃中药吗？

ぜぜ

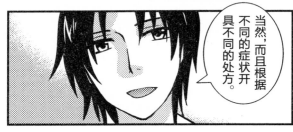

当然，而且根据不同的症状开具不同的处方。

感 冒

气温较低、空气干燥的季节是感冒流行的季节，因为干冷空气会使鼻腔或咽喉黏膜的抵抗力下降，容易遭到细菌或病毒的入侵。

中医认为，感冒时风邪常从鼻子、喉咙、头颈部、肩膀侵入人体，所以感冒初期会感到头痛、鼻塞、咽痛、肩膀痛。预防风邪侵袭，要在寒冷和风沙天气注意戴帽子、围巾、口罩等。

中药

葛根汤
适用于"实证"型感冒：头颈疼痛或全身酸痛、发热、怕冷、无汗等。

桂枝汤
适用于"虚证"型感冒：头痛、低热，怕风、出汗较多等。

小青龙汤
适用于感冒初期，打喷嚏、流涕不止、稀痰较多者。

麻黄附子细辛汤
适用于感冒，几乎无发热，感到强烈发冷、乏力者（一般见于体弱之人）。

柴胡桂枝干姜汤
适用于出汗、背后发冷、持续低热的慢性感冒。经常感冒的人饮用有预防作用。

小柴胡汤
适用于感冒持续数日，容易出汗、低热、食欲不振、痰液及鼻涕黏稠者。

穴位

感冒初期常常会发生颈肩酸痛、头痛的症状。可按揉或用干布摩擦天柱、风池、肩井等穴。施灸时做到皮肤略呈红色即可。肩井穴对热量的感受较为迟钝，所以只要感觉微热即可，以免烫伤皮肤。

天柱
后发际中央旁开 1 个拇指宽处，较粗肌肉的外侧凹陷处。

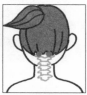

风池
后头骨下左右两条大筋外缘的凹陷中，与耳垂齐平。

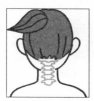

肩井
肩膀中央最高的隆起处，与乳头在一条垂直线上。

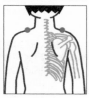

药膳

咽喉黏膜如果能够保持湿润，就较不容易受细菌或病毒的感染。在此推荐白萝卜泥和梨汁，它们有消除炎症、缓解咽喉疼痛、止咳的作用。可以在白萝卜泥中加入少量生姜，再冲入开水后饮用。 对颈肩酸痛、怕冷的情况，推荐用开水冲服葛根粉。加入葱白、生姜末的味噌汤也有暖体、发汗的功效。

咳嗽、痰多

支气管较弱,容易咳嗽、生痰的人,通过服用中药可以强化呼吸功能,改善体质,从而有效减少呼吸系统疾病的发生。

过敏性咳嗽,在饮食上要特别注意。建议服用缓解咽喉黏膜充血的中药。对于一紧张就会咳嗽的人、患有"梅核气"的人,中药治疗也很有效。

中药

小青龙汤
适用于感冒引起的咳嗽、稀痰较多、打喷嚏、流涕不止。

麻杏甘石汤
适用于感冒后期肺部积热,伴有黄绿色浓痰,严重咳嗽导致喉咙痛、无法出声者。

白虎汤合小青龙汤
适用于过敏引起的咳嗽、痰多。白虎汤是治疗咽喉黏膜充血、疼痛的好处方。

柴朴汤
适用于支气管较弱而容易咳嗽、生痰者。

半夏厚朴汤
对于一紧张就咳嗽,总感觉咽喉部有堵塞感(梅核气)的情况,这个处方颇有效。

麦门冬汤
适用于干咳无痰或痰黏稠不易咳,咽喉干痒,舌无苔且平滑者。

穴位

位于人体背后的肺俞、身柱穴对慢性咳嗽很有效,可以这两个穴位为中心,用干布在肩胛骨之间由上至下进行摩擦。也可以经渠穴为中心,对手腕至手肘之间的部位进行按摩,也很有效果。

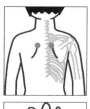

肺俞
身柱穴往左右各旁开1个半拇指宽处。

身柱
从大椎穴(低头时颈后高骨下缘)往下数第3个脊骨下的凹陷处。

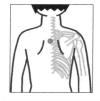

经渠
仰掌,腕横纹拇指侧往上1个拇指宽凹陷处,可触及脉搏。

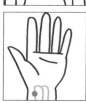

药膳

白萝卜、百合根有止渴、化痰的功效。把白萝卜切成片后,在蜂蜜水中浸泡2~3天,然后饮用其汤汁。紫苏可缓解精神紧张导致的咳嗽,无论生食,还是将干燥的紫苏叶水煮后饮用,都很有效。对有过敏体质的人来说,应避免食用甜食、刺激性强的调味料、青花鱼、螃蟹、虾、竹笋等。

呼吸系统不适

哮 喘

中医认为,哮喘发作的原因有三种:内因、外因、不外内因。

内因是指因过敏体质、体格虚弱、情感紊乱,使脾、肺、肾功能下降所致。外因则与低气压、寒冷天气、空气污染等外部环境以及压力因素有关。不内外因指抽烟、熬夜等不健康的生活习惯。

中药

小青龙汤
适用于稀痰多,一受寒便症状加重者。

麻杏石甘汤
适用于呼吸困难,伴有出汗、口干者。

半夏厚朴汤
适用于因心理压力而引起哮喘发作者。

柴朴汤
适用于呼吸功能降低,容易咳嗽或生痰者。

补中益气汤
适用于呼吸功能降低,容易盗汗、疲劳,脾胃虚弱者。

麦门冬汤
适用于长期持续性干咳,喉咙干涩,舌头光滑、没有舌苔者。

穴位

以背后的肺俞和身柱穴为中心,每天用干布进行按摩,哮喘就不容易发作。通过对肺俞、身柱、肩井穴进行指压或施灸,也可有效预防哮喘发作。施灸时只要做到皮肤感受到热度即可。

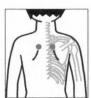

肺俞
身柱穴往左右各旁开1个半拇指宽处。

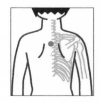

身柱
从大椎穴(低头时颈后高骨下缘)往下数第3个脊骨下的凹陷处。

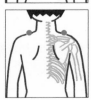

肩井
肩膀中央最高的隆起处,与乳头在一条垂直线上。

药膳

咽喉黏膜如果能够保持湿润,就较不容易受流感病毒的感染。在此推荐白萝卜泥和梨汁,它们有消除炎症、缓解咽喉疼痛、止咳的作用。可以在白萝卜泥中加入少量生姜,再冲入开水后饮用。 对颈肩酸痛、怕冷的情况,推荐用开水冲服葛根粉。加入葱白、生姜末的味噌汤也有暖体、发汗的功效。

鼻窦炎

鼻窦是鼻腔周围、颅骨与面骨内的含气空腔,左右对称共 4 对,每个鼻窦都有一个与鼻腔相通的窦口,通过这个窦口,鼻腔黏膜与鼻窦内的黏膜互相延续,所以鼻窦炎大多数情况下会和鼻炎同时存在,称为鼻 – 窦炎。不过单纯性鼻炎与鼻窦炎的临床表现还是有所不同的:鼻炎的症状是鼻子不通气或两鼻孔交替出现通气不畅,可伴有黏液性鼻涕。鼻窦炎则是经常流白色稠鼻涕,感冒后流黄色脓性鼻涕,并伴有头痛、嗅觉减退。

中药

葛根汤加川芎、辛夷
适用于鼻塞、流脓鼻涕、头痛、颈肩酸痛者,有很好的排脓、消除黏膜充血的作用。

小青龙汤
适用于打喷嚏、流涕严重的鼻窦炎初期,消除黏膜水肿,减轻鼻腔负担。

小柴胡汤加石膏
适用于慢性鼻窦炎,有改善虚弱体质、强健呼吸系统功能的作用。

穴位

天柱穴可以缓解鼻塞,风池穴可减轻鼻黏膜炎症,上星穴也有消炎的功效。足三里穴可以改善体质,促进鼻腔水液代谢。

天柱
后发际中央旁开 1 个拇指宽处,较粗肌肉的外侧凹陷处。

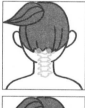

上星
从额头中央发际往上移 1 个拇指宽度的位置。

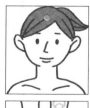

风池
后头骨下左右两条大筋外缘的凹陷中。

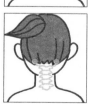

足三里
从外膝眼穴(下肢用力蹬直时膝盖下面内外侧均可见一凹陷,为内、外膝眼穴)往下 4 横指宽处。

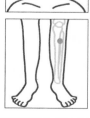

药膳

青葱、生姜、葛根、肉桂、大枣等有改善鼻窦炎的效果。把葱花和姜泥一起煮汤,加上少量味噌后饮用,有缓解流涕的作用。将 5 克葛根与 3 克肉桂煮汤代茶饮,对早期鼻窦炎有效。

胃肠型感冒

胃肠性感冒主要是由一种叫"柯萨奇"的病毒引起,同时伴有细菌性混合感染。它的发病症状主要是:胃胀、腹痛、呕吐、排便次数增加、身体疲乏等,严重时会导致机体脱水,体内电解质紊乱,免疫系统遭到破坏。患者呕吐物或粪便中的病毒会黏附在衣服、日常用具等物品之上,触摸过这些物品的手再接触食物,会将病毒进一步传播。中医并不特别区分是细菌性原因还是病毒性原因,而是根据症状选择治疗药方,通常将胃肠型感冒分为上吐下泻和单纯腹泻这两种情况来考虑。

中药

黄连解毒汤合五苓散
适用于上吐下泻,特别是呕吐感强烈,甚至喝水都吐者。五苓散止呕止泻,黄连解毒汤能有效消除肠胃炎症。

半夏泻心汤
适用于腹泻、胸闷、腹胀、胃痛、食欲不振者。

平胃散
适用于上吐下泻、口苦、腹痛、腹部膨胀感明显、食欲不振者。

六君子汤
适用于腹泻、胸闷、胃胀、嗳气、食入即泻、气短乏力者。本方还适用于慢性腹泻、肠易激综合征。

穴位

脾俞、胃俞、足三里等穴能够健脾整肠,和胃降逆,调整人体气机。

脾俞
从平齐于两肩胛骨下缘的脊骨往下移 4 个脊骨,该脊骨的两侧即是。

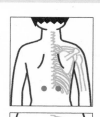

胃俞
从脾俞穴往下移 1 个脊骨的距离。

中脘
胸骨体下端与肚脐连线的中点处。

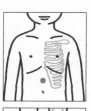

足三里
从外膝眼穴(下肢用力蹬直时膝盖下面内外侧均可见一凹陷,为内、外膝眼穴)往下 4 横指宽处。

药膳

生姜和梅子可有效止吐。尤其是生姜,在中医里有"呕家(易吐之人)圣药"之称。把姜泥放入热水中搅匀,放凉后饮用即可。如果温服,反而会加重恶心感。梅子具有杀菌、整肠作用。将 10 颗梅干加入约 500 毫升水中煎煮,煮至水量剩一半时饮用。

食欲不振

正常的食欲是健康的标志之一。食欲不振的原因,主要为胃肠虚寒、胃下垂、胃内停水(参见本书第 135 页)。由其他原因如感冒、精神压力、肝胆疾病引起的食欲不振,要先针对这些原因进行治疗。胃肠虚寒时,要食用温热且有助消化的食物,同时避免手脚或腹部受寒。因胃下垂而导致食欲不振时,可服用中药进行改善。肠胃虚弱,胃内积存多余的水分,称为"胃内停水",对此要食用促进胃肠水分代谢、去除胃内多余水分、强健肠胃的中药。

中药

人参汤
具有温肠暖胃,活跃胃肠机能,促进消化吸收的作用,对腹泻、呕吐也有效。

补中益气汤
适用于胃下垂的人。本方能够强化肠胃功能,提高免疫力,提升下垂的器官,还有增强体力的作用。

六君子汤和茯苓饮
适用于胃内停水证(参见本书第 135 页),能够促进胃肠水分代谢,改善食欲不振,消除胃内不适感以及恶心欲呕感。茯苓饮也可用于防治晕车(船、机)。六君子汤也适用于"一吃就排泄"的人。

穴位

通过对足三里、中脘、脾俞、胃俞四穴进行指压或施灸,可有效改善食欲不振。对足三里穴施灸时,会感觉刺激传达至脚踝。对胃肠虚寒者,灸疗比指压效果更好。施灸时,受灸部位的皮肤感到温暖或微烫即可,不必追求强热刺激。

足三里
从外膝眼穴(下肢用力蹬直时膝盖下面内外侧均可见一凹陷,为内、外膝眼穴)往下 4 横指宽处。

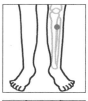

脾俞
从平齐于两肩胛骨下缘的脊骨往下移 4 个脊骨,该脊骨的两侧即是。

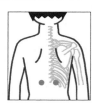

中脘
胸骨体下端与肚脐连线的中点处。

胃俞
从脾俞穴往下移 1 个脊骨的距离。

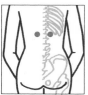

药膳

胃肠虚弱时,可食用山药、胡萝卜、生姜、无花果等,强健肠胃。白萝卜有助于消化,但是胃肠受寒时,则要煮熟后再用。梅子有整肠、促进食欲的作用。没有食欲时,可以煮碗梅干粥开开胃。

消化系统不适
胃痛、消化不良

胃痛与消化不良的原因大致为：胃肠虚弱、受寒、暴饮暴食、精神压力等。胃肠虚弱时，应活化胃肠功能，服用有助消化的中药，避免食用膳食纤维过多的食物。如果摄入过多凉的食物，在冷的地方或空调房待得太久，会让胃受凉，导致胃疼，应服用温热肠胃、促进消化的处方。病因为暴饮暴食时，要采用促进消化、改善水分代谢的处方。相信很多人都有考试前胃疼的经历吧。胃肠是极易受精神因素影响的器官。精神压力会阻滞气的运行，应服用能够理气和胃的中药进行治疗。

中药

安中散
是治疗烧心、胃下垂、胃酸过多、胃痛、反流性食道炎的特效药。

六君子汤
适用于胃肠虚弱、消化不良或伴有腹泻的人。

人参汤
适用于因受寒着凉而导致胃痛、消化不良的情况。可加入附子配成附子人参汤，有较强的温热胃肠并提高消化功能的作用。

平胃散
适用于因暴饮暴食，或摄入过多含有膳食纤维的食物，导致腹胀、胃中积气者。

甘草泻心汤
适用于因精神压力而导致情绪焦躁，一紧张就拉肚子的人。

穴位

治疗胃痛，足三里穴很有效。早晚从足三里穴按摩至内庭穴，直到皮肤变暖为止。对于消化不良，要对阳陵泉穴进行指压或施灸。胃酸对多时，不能对足三里穴施灸。

足三里
从外膝眼穴（下肢用力蹬直时膝盖下面内外侧均可见一凹陷，为内、外膝眼穴）往下4横指宽处。

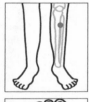

阳陵泉
位于膝盖外侧腓骨小头前下凹陷处。

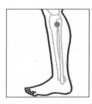

内庭
脚背第2、3趾缝间，趾蹼缘向上移半个拇指宽凹陷处。

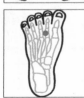

药膳

白萝卜、胡萝卜可有效改善消化不良。白萝卜不管生食或熟食都有改善胃功能的作用。白萝卜生吃还具有降胃热的作用，但胃寒时就要将其煮熟食用。胡萝卜具有暖胃、补血的作用，因此适合胃寒的人食用。卷心菜和马铃薯有抑制胃酸分泌、保护胃黏膜的作用，可以榨汁饮用。

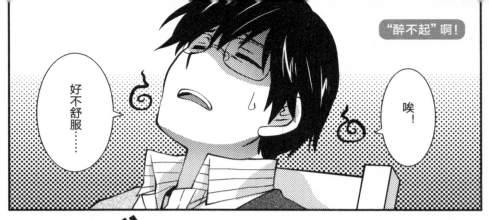

"醉不起"啊！

好不舒服……

唉！

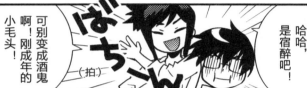

哈哈，是宿醉吧！

可别变成酒鬼啊！刚成年的小毛头！

（拍）

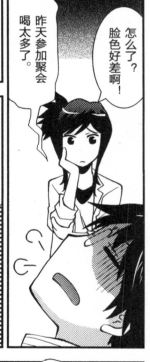

昨天参加聚会喝太多了。

怎么了？脸色好差啊！

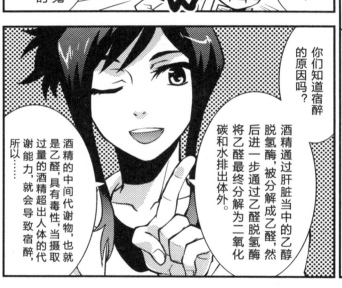

你们知道宿醉的原因吗？

酒精通过肝脏当中的乙醇脱氢酶，被分解成乙醛，然后进一步通过乙醛脱氢酶将乙醛最终分解为二氧化碳和水排出体外。

酒精的中间代谢物，也就是乙醛，具有毒性，当摄取过量的酒精超出人体的代谢能力，就会导致宿醉，所以……

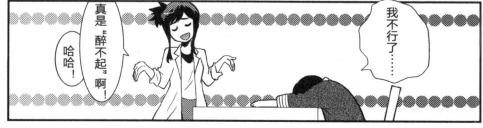

我不行了……

真是"醉不起"啊！

哈哈！

宿 醉

宿醉的症状因人而异,但多数人会表现出头痛、恶心、食欲不振、口干、心悸等症状。

酒精进入人体后被胃肠吸收,运送到肝脏被分解酶分解成乙醛,进而被分解成二氧化碳和水,最后以尿液的形态排出体外。然而肝脏的分解能力是有限的,摄入过量酒精的话,酒精在分解过程中会在血液中残留大量的乙醛,导致头痛、恶心等一系列宿醉症状。

要预防宿醉,就要避免空腹饮酒,可以在饮酒前喝一些牛奶,使得胃黏膜上形成一层薄膜,阻碍酒精被迅速吸收。饮酒以后要注意适当地多喝水,有助于酒精的尽快排泄。

中药

黄连解毒汤合五苓散
由能改善胃部灼热感、口苦的黄连解毒汤,搭配利尿作用显著、缓解喉咙干渴、止吐作用好的五苓散,对预防、缓解宿醉很有效。感到恶心想吐时,将汤液放凉后小口饮用。

黄连解毒汤合葛根汤
适应于宿醉头痛强烈者。黄连解毒汤可降火,葛根汤对于头痛效果显著。

茯苓饮
适用于恶心、呕吐感强烈者。

吴茱萸汤
适用于持续性头痛,伴恶心欲呕者。

穴位

感到恶心欲呕者,可指压手三里和合谷穴,头痛时则指压百会和肩井穴。感觉上火、口干、心悸时,就强力按压涌泉穴,一直到出现强烈疼痛为止。

百会
头部正中线与两耳尖连线的交点处。

手三里
将手臂弯曲成直角状,从肘横纹外侧端向手腕方向移3指宽处。

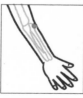

肩井
肩膀中央最高的隆起处,与乳头在一条垂直线上。

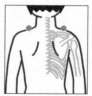

合谷
手背虎口处。将一手拇指的指关节横纹压在另一手虎口指蹼缘上,弯曲拇指,拇指尖下即是。

涌泉
足5趾屈曲时,足底掌心前部凹陷处。

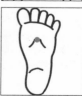

药膳

有呕吐感时,推荐吃生姜、柿子、白萝卜、梅干。生姜对于止吐和增进食欲有很好的效果。可以把姜泥和白萝卜泥混合后冲热水放凉后饮用。出现头痛或心悸时,应多喝水,可以吃具有降火作用的盐搓黄瓜。

恶心、呕吐

恶心、呕吐的原因主要有：过食、伤食、食物中毒、宿醉、感冒、妊娠反应等。 如果并非这些原因，并且呕吐的同时伴有腹痛，则可能是肠梗阻。喷射样呕吐伴有剧烈头痛的情况有可能是脑出血。对于这些情况，请立即就医。

中医认为，恶心、呕吐是因为胃肠功能紊乱，导致胃气逆行上冲引起的。因此要服用调中理气、和胃降逆、促进水分代谢的中药。

中药

小半夏加茯苓汤

适用于恶心、呕吐，伴有头晕、胸闷、心悸者，也经常用来治疗孕吐，防治中暑。

黄连解毒汤合五苓散

适用于宿醉引起的呕吐。在降胃气的同时改善水液代谢，促进血液中酒精代谢物的排出。

吴茱萸汤

适用于身体受寒，出现头痛，食物上泛，恶心欲呕者。

半夏泻心汤

适用于暴饮暴食后感到胸闷，且上吐下泻者。本方对于改善孕吐也有效。

穴位

足三里穴是治疗胃肠功能障碍的特效穴，可让上冲的胃气下降。手三里穴具有健胃整肠的作用。合谷穴对治疗头痛有效。 食物中毒时，不要忘了里内庭穴。可以通过指压对上述穴位进行刺激。

足三里

从外膝眼穴（下肢用力蹬直时膝盖下面内外侧均可见一凹陷，为内、外膝眼穴）往下4横指宽处。

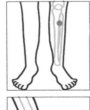

手三里

将手臂弯曲成直角状，从肘横纹外侧端向手腕方向移3指宽处。

合谷

手背虎口处。 将一手拇指的指关节横纹压在另一手虎口指蹼缘上，弯曲拇指，拇指尖下即是。

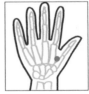

里内庭

脚底第2趾根下方肌肉隆起处，脚趾弯曲时趾肚触及处。

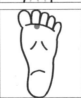

药膳

生姜可有效止吐，可以把切成片的生姜直接含在口中。也可以把姜泥和捣碎的梅干混合后，冲入开水后放凉，小口饮用。柠檬这种酸味较强的果物，也有止吐的效果。

腹 泻

引起腹泻的常见原因有：胃肠虚弱、吃太多凉和油腻的食物、水分代谢不良、胃肠型感冒、精神压力等。因此在治疗上就要针对这些原因做相应的处理。如，吃多了油腻的东西会导致胃中湿热蕴结，影响气的运行，就要采取清热利湿，调中理气的治疗方法。

需要引起重视的是，由于现代人工作和生活压力的增加，肠易激综合征的发病率逐年上升。西医对此并无特别有效的治疗方法，而中医则通过调整气机的方法使胃肠机能得到改善。

中药

附子人参汤
适用于腹部着凉后即感疼痛、腹泻者。

五苓散
适用于无明显诱因出现的水样便，尤其对婴幼儿的水样腹泻很有效。

黄连解毒汤
适用于腹泻，伴有腹痛、肛门灼热者。

甘草泻心汤
适用于因经常感到焦虑、紧张或精神压力大而出现腹泻的人。

半夏泻心汤
适用于腹泻和便秘反复交替发作者。

穴位

对脾俞、胃俞穴施灸，可有效清除胃肠湿热。因胃肠虚弱、精神因素、水分代谢不良引起的腹泻，可以对阴陵泉、足三里穴进行指压治疗。

脾俞
从平齐于两肩胛骨下缘的脊骨往下移4个脊骨，该脊骨的两侧即是。

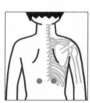

阴陵泉
从脚内踝沿着小腿骨内侧往上，在膝盖下方的骨突起下可触及凹陷。

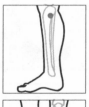

胃俞
从脾俞穴往下移1个脊骨的距离。

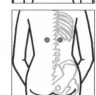

足三里
从外膝眼穴（下肢用力蹬直时膝盖下面内外侧均可见一凹陷，为内、外膝眼穴）往下4横指宽处。

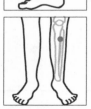

药膳

腹泻的时候，适宜食用梅干、山药、青葱等。梅干具有较强的抗菌和整肠作用。山药具有滋养身体、改善胃肠功能、促进消化和止泻的功效。青葱可温热身体，缓解腹泻症状，适合一着凉就容易拉肚子的人。

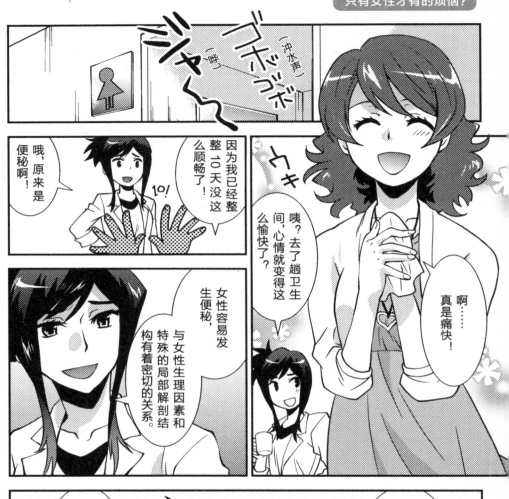
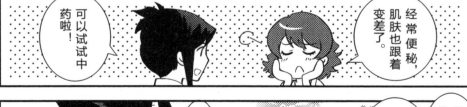

便秘

胃肠燥热造成的便秘，具有粪便坚硬不易排出、粪便呈球状等特征，属于实证类型。此类型应采取清热润肠的方法进行治疗。

肠蠕动变差的便秘，常表现为怎么使劲儿也排不出、排便费时、排便后有疲劳感或者总有排不干净之感，服用泻药只是导致腹痛而几乎没有什么效果，此种类型属于虚证类型。这就需要通过促进肠蠕动的方法进行治疗。

中药

大黄甘草汤
适用于粪便坚硬不易排出的实证型便秘。

麻子仁丸
同样是实证型便秘，但粪便呈球状时，用偏重润肠作用的麻子仁丸十分有效。

小建中汤
适用于肠蠕动不佳的虚证型便秘、儿童便秘。

半夏泻心汤
适用于便软、残便感明显者。对于便秘和腹泻反复交替发作者也有效。

三黄泻心汤
适用于有宿便，伴腹胀、皮肤发暗者。

桃核承气汤 / 抵挡丸
适用于有宿便，粪便黑且臭，脸部有痤疮者。此种情况被认为是瘀血导致，故而需要祛瘀通下。

穴位

无论何种类型的便秘，都可以对以下穴位施灸：调整下腹部器官组织运作的大横穴、缓解紧张的神门穴、调整自律神经的百会穴。对百会、神门、大横穴进行灸治时，为了把气往下疏导，请务必按百会→神门→大横的顺序施灸。

神门
腕关节掌侧横纹小指端，可触及凹陷。

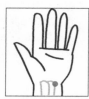

百会
头部正中线与两耳尖连线的交点处。

大横
从肚脐向左右各旁移 5 指宽处。

药膳

便秘时要多食用含有丰富膳食纤维的糙米、牛蒡、胡萝卜、韭菜、空心菜、菠菜、地瓜、南瓜、魔芋、羊栖菜、木耳、海带、无花果、苹果、香蕉等。它们除了消除便秘外，还有排出体内有害物质、降低血脂的效果，但是容易腹胀的人，则要注意适量摄入。

痔疮

中医认为痔疮的发生原因主要为：便秘、瘀血、气虚。

顽固性便秘造成痔疮时，肛门周围红肿热痛、便血，治疗需要消除肛周炎症，通畅排便。瘀血型痔疮，一般患处有刺痛感，夜间重，情绪焦躁，女性可伴有痛经、月经不调，男性可伴有前列腺痛，对此应采用活血化瘀的处方。气虚型痔疮，疼痛感虽然不强，但容易发生脱肛，往往发生在胃肠功能较弱，容易疲劳，或动则汗出、气短的人身上，治疗要以补中益气、提升胃肠功能为主。

中药

乙字汤
适用于容易便秘，粪便硬，导致反复便血者，是治疗痔疮药的名方。

桂枝茯苓丸
适用于瘀血型痔疮。如果兼有便秘症状时，则要同时服用大黄。

桃核承气汤
适用于瘀血型痔疮伴有便秘者。

补中益气汤
适用于气虚型痔疮。

穴位

按照百会→孔最→承山的顺序对这三个穴位施灸，可有效缓解痔疮疼痛。百会穴对治疗便血和脱肛也有效。

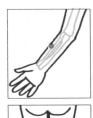

孔最
掌腕横纹拇指侧与手肘横纹拇指侧连线的中点。

百会
头部正中线与两耳尖连线的交点处。

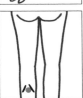

承山
当伸直小腿或足跟上提时小腿肚下出现的"人"字尖角凹陷处。

药膳

要预防痔疮、防止痔疮病情加重，就要注意避免便秘的发生，因此每天摄入富含膳食纤维的食物很有必要（可参阅"便秘"一节）。胃肠虚弱时，胡萝卜、山药是很好的食材。把它们和鸡汤一起煮，制成美味的胡萝卜山药汤，有强健胃肠的功效。山楂、橘子、柿子、竹笋等酸、涩性较大的食物，生姜、辣椒等刺激性强的食物要避免食用。

膀胱炎

膀胱炎主要表现为排尿次数增加、排尿时疼痛、排尿后有残尿感,现代医学认为是由细菌感染引起的。

中医学将膀胱炎、尿道炎等泌尿系感染统称为"淋症",认为是由于湿热邪气侵入膀胱,或下腹部虚寒引起的。伴有血尿者,称为"血淋";精神方面一受到压力便产生尿意或小便不易排出者,称为"气淋";伴有肾结石、膀胱结石者,称为"石淋"。在治疗时中医会针对不同的情况采用不同的处方,并能有效防止复发。

中药

猪苓汤
适用于有口干、残尿感、排尿痛、血尿等症状者。

五苓散
适用于有口干、残尿感,但没有排尿痛、血尿等症状者。

五淋散
适用于有尿浊、尿痛、残尿感等症状,并伴有月经不调者。

苓姜术甘汤
适用于夜间尿频,伴有下腹痛,下肢浮肿者。

八味丸
适用于高龄且腰腿无力、夜间尿频者。

真武汤
适用于受凉后容易引发膀胱炎,伴有手脚发凉、容易腹泻者。

清心莲子饮
适用于疲劳时容易引发膀胱炎,下腹虚寒冷痛者。

当归芍药散
适用于经期易发生膀胱炎、浮肿,多伴有痛经或月经不调者。

穴位

可对小肠俞、膀胱俞、中极这三个穴位施灸。

膀胱俞
小肠俞穴下方,第2和第3个突起骨之间,位居两侧。

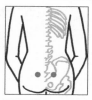

小肠俞
平行于骨盆上缘的脊骨下方,第1和第2个突起骨之间,位居两侧。

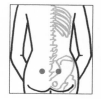

中极
从肚脐往下5横指宽处。

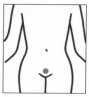

药膳

促进排尿的食品有红豆、薏米、西瓜、冬瓜、丝瓜、鲫鱼等。红豆不要做成红豆泥,要煮食或单喝汤汁。西瓜清热利尿,但胃肠虚寒的人应避免过多食用。年糕、糯米饭、银杏等食物,有抑制排尿的作用,应避免食用。

尿频

虚寒体质的人一般容易受尿频困扰。建议在服用具有暖体作用的中药的同时，将暖暖贴置于下腹部和腰部来保暖。随着年龄增长，肾或膀胱功能会逐渐衰弱，中医上称之为"肾虚"，夜间排尿的次数会增加，也容易遗尿。这时可服用强肾中药。肾气充盛了，不仅可以防止尿频，还能防治腰腿无力和视力减退。此外，膀胱炎、糖尿病也是造成尿频的原因，因此如果尿频还伴随残尿感、排尿痛、血尿，或尿量增多、身体倦怠、口渴、食欲亢进等症状时，则可能是体内潜伏者上述疾病，就要提高警惕。

中药

苓姜术甘汤
适用于虚寒体质，特别是下半身发冷而尿频、尿量多、尿液清者。

八味丸
适用于高龄且夜间尿频、容易遗尿者，为治疗肾气虚的代表方。

猪苓汤 / 五苓散
适用于尿频，伴有排尿痛和残尿感者。上述症状多见于膀胱炎。

白虎汤
适用于尿频、尿量多，伴口干欲饮者。上述症状多见于糖尿病。

穴位

虚寒体质造成的尿频，可对中极穴施灸。肾气虚导致的尿频，可对肾俞穴进行灸治。

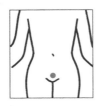

中极
从肚脐往下 5 横指宽处。

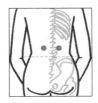

肾俞
从平行于骨盆上缘的脊骨上移 2 个脊骨，该脊骨的两侧即是。

药膳

肾气虚时，可以吃山药泥。山药也是治疗肾气虚的名药"八味丸"的主要成分。核桃也有强肾抗衰的效果。有抑制排尿作用的食物有银杏、糯米。民间流传着给患有夜尿症的小孩儿吃银杏的偏方。不过银杏吃太多会产生中毒症状，因此成人一天最多吃 10 颗左右，小孩儿一天最多吃 5 颗。糯米还常用来对付盗汗。

排尿困难

造成排尿困难的疾病主要有：前列腺增生症、尿道结石、尿道附近肿瘤等，所以排尿困难时若还伴有腹痛、血尿的情况，请先到泌尿科接受诊察。

对于非重度前列腺增生症或肿瘤等原因造成的排尿困难，中医多从肾气不足、膀胱积热、伴有浮肿三个方面来考虑，分别采取补肾、清热、利尿等方法，从而取得满意的疗效。

中药

猪苓汤
适用于尿意频但排尿困难，且有残尿感的情况。此情况是膀胱积热引起的。猪苓汤也常用于治疗早期尿路结石和前列腺增生症。

五苓散
适用于排尿量较少，残尿感明显，伴身体浮肿者。此种情况是体内水分代谢状况不好导致的。

八味丸
适用于夜尿频、排尿费时、尿量少者。此种情况常见于肾气不足，腰膝无力的老年人。

龙胆泻肝汤
适用于前列腺增生症或膀胱积热造成的排尿困难。

当归芍药散
适用于虚寒体质，排尿困难，伴有浮肿或女性经期浮肿、肢体发酸者。

穴位

可以对中极、阴陵泉、然谷穴施灸，这三个穴位都有促进排尿的作用。

阴陵泉
从脚内踝沿着小腿骨内侧往上，在膝盖下方的骨突起下可触及凹陷。

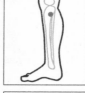

中极
从肚脐往下5横指宽处。

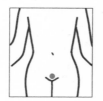

然谷
脚内踝前斜下方突出的骨头的下缘。

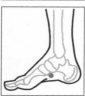

药膳

出现排尿困难时，应避免食用有抑制排尿作用的银杏、糯米。具有利尿作用的食品有红豆、薏米、西瓜、冬瓜、丝瓜、鲫鱼等。煮红豆汤饮用时不要加砂糖，若加入黑豆、山药，有补肾益气的作用。冬瓜、西瓜可清膀胱积热，但身体较为虚寒者应避免食用过多。可以将新鲜冬瓜榨汁，加入蜂蜜后饮用。

肩膀僵硬酸痛

可以说，肩膀是人体中最容易反生僵硬酸痛的部位。中医将肩膀僵硬酸痛的原因分为：瘀血、气滞和风湿。

瘀血引起的肩膀僵硬酸痛，常与长时间保持一种姿势有关。对此应避免受凉，并设法促进颈肩部的血液循环。精神压力带来的焦虑或紧张，容易阻滞气的运行，导致肩膀僵硬酸痛，因此要调适减压，改善气的循环。风湿之邪侵袭，如感冒，久居湿地或冷气房，也是肩膀僵硬酸痛的原因，就要采取祛风除湿的治疗方法。

中药

桂枝茯苓丸
适用于肩颈僵硬酸痛，经期加重，伴有痛经、闭经、手脚发凉等症状者，具有活血化瘀的作用。

桃核承气汤
适用于上述"桂枝茯苓丸证"兼有便秘的情况。

加味逍遥散
适用于因焦虑或精神不安导致肩颈僵硬酸痛、头痛，并伴有头晕、失眠者，具有疏肝行气、安神定志的作用。

葛根汤
适用于感冒、落枕以及因感受风湿造成的情况（如"空调病"、风湿性肌肉纤维炎）。

大柴胡汤
适用于从颈肩到后背感僵硬酸痛，并伴有高血压或便秘者。

穴位

对肩膀僵硬酸痛的按摩，其要点是除了肩膀，对颈部、背部、手臂的硬块也要揉开，以促进整个上半身的血液循环。另外，还要对肩井、大椎、厥阴俞、支正等穴进行灸疗。

大椎
后正中线上，约与肩平齐，低头时隆起的硬骨下缘凹陷处。

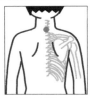

厥阴俞
从大椎穴往下数第4个脊骨下的凹陷处，再往左右各旁开一个半拇指宽处。

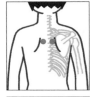

肩井
肩膀中央最高的隆起处，与乳头在一条垂直线上。

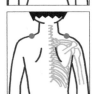

支正
手臂背面小指侧，腕横纹往上6个手指宽处。

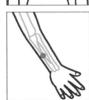

药膳

出现肩膀僵硬酸痛的情况时，日常饮食中就要添加一些具有温经散寒，促进血液循环的食材，如葛根、肉桂、生姜等，煲鸡汤或羊肉汤时可以适量加入。葛根自古以来就被用于治疗肩膀僵硬酸痛。瘀血情况较重时，可以用红花泡水喝。因精神压力大造成的肩颈僵硬疼痛，可以用葛根搭配行气散寒的紫苏一起熬粥。如果还有手脚发凉的情况，那么紫苏韭菜粥非常适合。

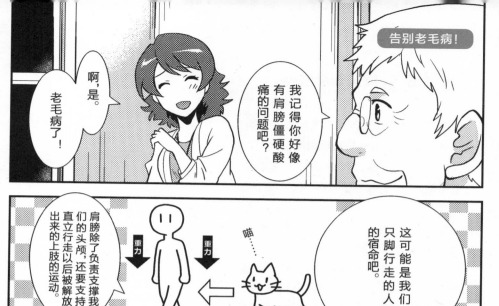

我记得你好像有肩膀僵硬酸痛的问题吧？

啊，是。老毛病了！

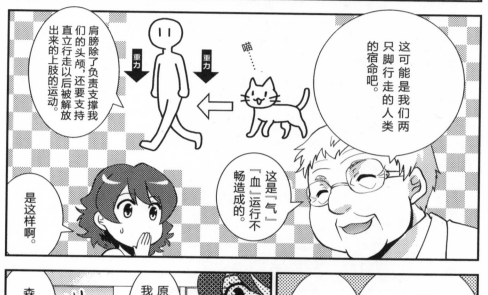

这可能是我们两只脚行走的人类的宿命吧。

喵……

这是『气』『血』运行不畅造成的。

肩膀除了负责支撑我们的头颅，还要支持直立行走以后被解放出来的上肢的运动。

重力 重力

是这样啊。

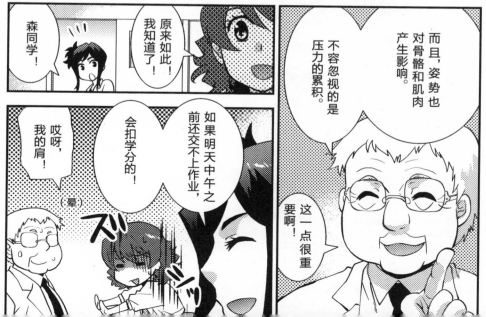

而且，姿势也对骨骼和肌肉产生影响。

不容忽视的是压力的累积。

这一点很重要啊！

原来如此！我知道了！

森同学！

如果明天中午之前还交不上作业，会扣学分的！

哎呀，我的肩！

（晕）

五十肩（肩关节周围炎）

肩关节周围炎是因肩关节周围的组织发生变化或发炎造成的,简称为肩周炎。由于其多发于50岁左右的人群,所以又俗称为五十肩。患上五十肩,主要表现为手臂疼得举不起来、手无法伸到背后等。虽然不进行治疗也会自然康复,但是少则需要半年,多则需要1~2年才能好。中医认为,沿着手臂内侧一路延伸至拇指的"肺经"出现异常时,手臂就无法伸到身后;分别起自无名指、食指,沿着手臂外侧一路往上延伸的"三焦经"和"大肠经"出现异常时,手臂就会无法抬起,同时肩膀至肩胛骨之间,变得僵硬酸痛。因此,舒缓的伸展运动和按摩对缓解病情大有益处。

中药

葛根汤
适用于颈肩部出现严重疼痛、僵硬者。

麻杏薏甘汤
适用于在湿气重的季节和环境中病情加重的情况。

桂枝加术附汤
适用于肩膀冷痛,并伴有手脚发凉的情况。

桂枝茯苓丸
适用于肩膀部位刺痛、麻木者。

穴位

对肩井穴施灸和指压,对五十肩的治疗非常有效。尽管肩周炎多为单侧发病,但是最好对双侧肩井穴都要施灸和指压,这是中医"巨刺法"的灵活应用。巨刺法,简单来讲,就是左病取右,右病取左,即左右交叉取穴的治疗方法。如,左肩疼痛伴功能障碍可取右侧肩井穴;治右侧牙痛,可取左侧合谷穴。

肩井
肩膀中央最高的隆起处,与乳头在一条垂直线上。

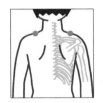

药膳

治疗肩膀疼痛伴功能障碍时,促进血液循环的食材,如肉桂、生姜、青葱、葛根、红花等是要用到的,可以添加在菜品中。若是严重瘀血证,可在肩膀周围区域看见瘀斑,这时可将红花打入鸡蛋液中煎食,也可做成红花粥。对于在湿气重的季节和环境中病情加重的情况,可以把葛根与具有祛湿作用的红豆或薏米一起煎煮后代茶饮用。

肘膝关节痛

造成肘膝关节痛的原因主要有：运动过度或老化、湿邪滞留于肌肉与关节、局部受寒。这些因素都会阻碍气血的流动而引发疼痛。

运动过度导致的患部发炎，触摸患部会感到发热，对此就要消散积热来减轻疼痛。在梅雨时节或者秋雨连绵等湿度大的天气，湿邪容易滞留于肌肉与关节而发病，就要给予利湿消肿的治疗。若是因受寒所致，如早春时节气温变化激烈容易诱发疾病，就要通过驱散寒气，通畅血行来缓解疼痛。

中药

麻杏薏甘汤
适用于空气湿度一偏高就感到疼痛，可伴有关节肿胀、积水的情况。

越婢加术汤
适用于病情比上述"麻杏薏甘汤证"更严重，并伴有患处灼热者。

桂枝加术附汤
适用于怕冷，患处冷痛，受寒即加重者，有温经散寒的作用，同时也有祛除体表湿邪的作用。

穴位

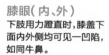

手肘疼痛时，要针对肩井穴进行指压或按摩。膝盖痛时，可针对膝眼、曲泉、阴陵泉、阳陵泉等穴位进行灸疗或指压。

肩井
肩膀中央最高的隆起处，与乳头在一条垂直线上。

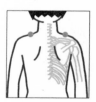

膝眼（内、外）
下肢用力蹬直时，膝盖下面内外侧均可见一凹陷，如同牛鼻。

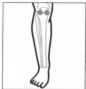

曲泉
屈膝时，膝关节腘横纹内侧端凹陷处。

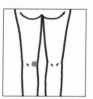

阴陵泉
从脚内踝沿着小腿骨内侧往上，在膝盖下方的骨突起下可触及凹陷。

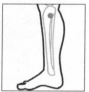

阳陵泉
位于膝盖外侧腓骨小头前下凹陷处，与阴陵泉穴平齐。

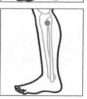

药膳

木天蓼泡酒饮用或涂擦患部可改善肘膝关节疼痛。若肘膝关节痛是因为湿邪留滞导致的，空气湿度一大病情就会加重，可食用薏米、红豆、冬瓜、鲤鱼等利湿的食物。薏米和红豆还有非常不错的消炎作用，因此也推荐在关节有炎症时食用。一着凉病情就加重的时候，可以在烹饪食物时加入生姜、茴香、肉桂一类有暖体作用的食材。也可以把生姜切碎，和蜂蜜一起用热水冲饮，或者加入红茶中饮用。

腰痛

腰可以说是人体的"枢轴",对于人体的活动非常重要。如果支撑腰椎的肌肉负担过大、过于疲劳的时候,以及上了年纪之后,都会发生腰痛的现象。中医认为引起腰痛的原因主要有:寒邪侵袭、湿邪困扰、肾气不足。因此在治疗上采取针对性的治疗,或温经散寒,或祛湿通络,或补肾养骨。中医认为"肾主骨",因此腰痛慢性化之后,要注意补肾益气,健腰强骨。

中药

葛根汤 / 麻黄汤
缓解腰部肌肉紧张,适用于腰痛初期。

桂枝加术汤
温经散寒,适用于慢性腰痛伴腰部怕冷、受寒后加重者。

麻杏薏甘汤
利湿通络,适用于慢性腰痛因环境湿度增高而加重,伴身体困重、倦怠者。

防已黄芪汤加附子
适用于上述"麻杏薏甘汤证"进一步加重,伴下肢浮肿、手脚常有汗出者。

八味丸
补肾益气,健腰强骨,适用于高龄、腰腿酸痛无力,伴夜间尿频者。

穴位

腰痛时可以对阴陵泉、承山、太溪三穴施灸。阴陵泉穴对受寒即疼痛加重的情况效果明显。承山穴尤其适合于伴有下肢浮肿、手脚容易流汗的情况。太溪穴则适合于腰膝酸软无力的类型。

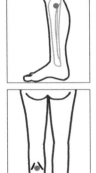

阴陵泉
从脚内踝沿着小腿骨内侧往上,在膝盖下方的骨突起下可触及凹陷。

太溪
内踝后方,内踝与跟腱之间的凹陷处。

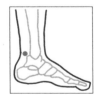

承山
当伸直小腿或足跟上提时小腿肚下出现的"人"字尖角凹陷处。

药膳

对于一受寒腰痛就加重的情况,建议做菜时放一些丁香、茴香、花椒之类的有暖体作用的香辛料。当受湿邪影响较大,伴有身体困重、下肢浮肿等情况时,可食用促进水分代谢的薏仁、红豆、冬瓜、山药。对于伴有腰膝酸软无力的情况,适宜吃黑豆。黑豆具有补肾、利尿、止痛的作用,很适合因肾气不足而导致腰痛的人。可以将黑豆泡制成黑豆酒来喝。

风湿性关节炎

风湿性关节炎,中医称为"痹证",是由风邪、湿邪、寒邪等病邪引起的疾病。

风湿性关节炎的症状,会因侵入人体的病邪不同而有所差异。风邪引起者,疼痛部位不定,感觉四处移动;寒邪引起者,会在特定部位出现强烈疼痛;湿邪引起者,除了疼痛,患者还会感到身体困重、倦怠。不过,有时人体会同时受到两三种病邪的入侵,入侵的病邪越多,症状越重。

中药

麻杏薏甘汤
适用于轻度关节炎,伴有关节积水、肿胀者,具有利湿消肿的作用。

越婢加术汤
适用于上述"麻杏薏甘汤证"进一步加重,伴关节有灼热感者。

桂枝加术附汤
适用于关节无肿胀,疼痛、麻木、僵硬,受寒或环境湿度偏高即症状加重的情况,具有除湿散寒的作用。

穴位

人体上存在一类没有特定名称的穴位,一般在患部附近,按压时会有疼痛感或压迫感,因患者常常会因按压疼痛而发出"啊"的声音,故称为"阿是穴"。治疗风湿性关节炎,可以对阿是穴施灸。如果病情转入慢性化,出现多个关节疼痛时,可以每天对小肠俞施灸。对于环境湿度增大导致关节疼痛加重的情况,可以每天用干布摩擦患部。该方法可以促进患部积存的多余水分的代谢,改善症状。

小肠俞
平行于骨盆上缘的脊骨下方,第 1 和第 2 个突起骨之间,位居两侧。

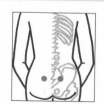

药膳

风邪侵袭导致的风湿性关节炎,疼痛会四处移动。对于这种情况可以吃些葱白、生姜、紫苏之类的食物。 当湿邪为患时,比如天气一潮症状就加重,适宜吃些有促进排尿、改善体内水分代谢作用的红豆、薏米、冬瓜、丝瓜、山药之类的食物。因感受寒邪而发病或加重时,可每天吃一点能驱除寒邪的大蒜。另外,推荐鸡汤搭配生姜、枸杞、香菇食用,既美味又驱寒,还能增强抵抗力。

神经痛

神经痛，是一种沿着神经出现疼痛的疾病。最常发生的神经痛有：面部的三叉神经痛、胸部的肋间神经痛、腰腿部的坐骨神经痛。坐骨神经痛是神经痛中最常见的一种，疼痛的范围会一直从腰扩展到脚后跟。作为脊骨中间充当缓冲垫的椎间盘受到损伤，导致了椎间盘突出等疾病的发生，这通常是引发坐骨神经痛的原因。

中医认为神经痛属于"痹证"，是风邪、寒邪、湿邪等病邪侵入人体，阻碍气血运行导致的。

中药

葛根汤
适用于三叉神经痛，能舒缓脸部肌肉，消除因神经受压引发的疼痛。

柴胡桂枝干姜汤
适用于肋间神经痛，能舒缓胸肋部肌肉，减轻神经痛。

五积散
适用于坐骨神经痛，能有效解决寒湿积存、气血停滞的状况，缓解腰腿痛。

麻杏薏甘汤
适用于环境湿度偏高就会病情加重的坐骨神经痛。

桂枝加术附汤
适用于怕冷、受寒就会病情加重的坐骨神经痛。

穴位

治疗三叉神经痛，灸百会、风池穴；治疗肋间神经痛，灸肺俞、心俞、膈俞穴；治疗坐骨神经痛，灸小肠俞穴。

百会
位于头部正中线与两耳尖连线的交点处。

心俞
从肺俞穴往下 2 个脊骨的距离。

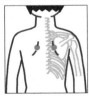

风池
后头骨下左右两条大筋外缘的凹陷中，与耳垂平齐。

膈俞
从肺俞穴往下 4 个脊骨的距离，约与两肩胛骨下缘平齐。

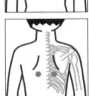

肺俞
从大椎穴（参见本书第206 页）往下数第 3 个脊骨下凹陷，再往左右各旁开 1 个半拇指宽处。

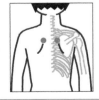

小肠俞
平行于骨盆上缘的脊骨下方，第 1 和第 2 个突起骨之间，位居两侧。

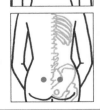

药膳

营养神经的食物有：核桃、芝麻、葵花子、百合、莲子、南瓜、奇异果、全麦面包等。可以将核桃配以黑芝麻捣成糊状，于睡前服用效果很好。也可以将奇异果与牛奶、蜂蜜一起打成果汁饮用。百合可以与山药、鳝鱼一起煮汤，也可以与蜂蜜拌和蒸熟，临睡前服食。

痛风

痛风,是由于嘌呤代谢障碍引起血中尿酸升高的代谢性疾病。突发一个或多个关节疼痛,多于夜间起病,疼痛剧烈,甚至当附近有人走过,一点风吹过来都会感到疼痛。通常发生在脚部拇指关节上。中医认为,痛风的发生多因平素嗜食膏粱厚味,致脾虚失运,或肝脾不和,导致湿浊内生,日久湿蕴化热,湿热壅滞,流注关节,痹阻不通,不通则痛而发病,属于"痹证"的范畴。

中药

小柴胡汤合五苓散
适用于肝脾不和型痛风,此类型可伴有腹胀、口苦、舌苔白腻等。

大柴胡汤合五苓散
适用于上述"小柴胡汤合五苓散证",但舌苔黄腻并伴有便秘者。

防己黄芪汤
适用于脾虚失运型痛风。此类型可伴有脸色苍白、容易疲劳、身体虚胖等。

防风通圣散
适用于肥胖且经常性便秘的痛风患者。

桂枝茯苓丸合大柴胡汤
适用于寒热错杂型痛风。此类型表现为关节周围皮下结块、疼痛时轻时重,伴腹胀、便溏、情绪焦躁等。

穴位

痛风发作期,不要进行穴位疗法。在缓解期可以对防止痛风发作的穴位进行刺激。肝脾不和型灸肝俞穴;脾虚失运型、肥胖者可以灸水分和太冲穴;寒热错杂型则灸三阴交穴。记得双侧穴位都要施灸。

肝俞
从平行于两肩胛骨下缘的脊骨往下移 2 个脊骨,该脊骨的两侧即是。

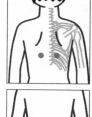

太冲
将脚第 1、2 趾并拢,从两趾连接处往脚背移 2 指宽凹陷处。

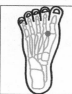

水分
从肚脐往上移 1 个拇指宽处。

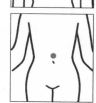

三阴交
从内踝尖上移 4 指宽处,在骨头的后缘。

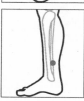

药膳

痛风患者选择食物时要避免高嘌呤食物,如动物内脏、肉禽类及其浓汤、海鲜、酒类以及菠菜、蘑菇、花菜、豆制品等。在奶制品中,低脂奶制品更适合痛风患者。浓缩维生素制品类,如鱼肝油也可选用。西瓜和冬瓜具有利尿作用,对痛风患者更有利。咖啡、茶叶在体内不产生尿酸,代谢物也不在痛风石里沉积,可适量饮用。

低血压

中医认为,低血压是和贫血、寒性体质有着共同特征的疾病,比如容易疲劳、怕冷、食欲不振、头晕眼花等。发病大致与以下几个方面有关:妇科系统器官较为虚弱、胃肠虚弱、气力不足、肾虚导致水分代谢失常等。

中药

当归芍药散
适用于伴有月经不调或为寒性体质的低血压人群。

桂枝茯苓丸
适用于低血压伴有月经不调、上热下寒(头热脚冷)者。

六君子汤
适用于胃肠虚弱的低血压人群,可伴有胃下垂、容易腹泻的情况。

十全大补汤
适用于低血压、贫血导致气力不足的情况。

补中益气汤
适用于低血压伴有易疲劳、易出汗、没食欲的情况。

真武汤
适用于夜尿频、下半身虚冷的低血压人群。

苓姜术甘汤
适用于低血压,下半身如泡在凉水中般虚冷,夜尿频而量多的情况。

穴位

治疗低血压,可对百会、肩井穴施灸。施灸时按照先百会穴、后肩井穴的顺序,直到肌肤感到温热。

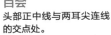

百会
头部正中线与两耳尖连线的交点处。

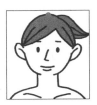

肩井
肩膀中央最高的隆起处,与乳头在一条垂直线上。

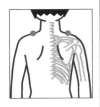

药膳

低血压的人大多会有食欲不振的情况,所以应建立合理的饮食习惯。葡萄酒、梅干酒、枸杞酒,可以拿来开胃,于餐前喝一点。做饭时,适当地加入些生姜、大蒜、青葱等以及胡椒、山葵、芥末这样的调味物,可以增进食欲。动物的肝脏、蛋黄、山药、菠菜、胡萝卜、金针菜、大豆及大豆制品等都是不错的补血食材。

贫 血

贫血是血液中的血红蛋白减少引起的疾患。血红蛋白减少,通过血红蛋白运往人体各器官组织的氧就会不足,最终导致人体机能下降,引发多种疾病。中医对贫血的治疗主要从三个方面进行考虑:胃肠系统功能减弱、妇科系统功能减弱、气血不足。

中药

补中益气汤
适用于胃肠系统功能不佳,或伴有胃下垂的贫血患者,能够强化胃肠功能,缓解疲劳,改善贫血。

人参汤
适用于胃肠系统功能严重虚弱的贫血患者,

芎归胶艾汤
适用于经血量过多引起的贫血,也适用于手术后出现的贫血。

温清饮
适用于妇科系统功能减弱,伴有皮肤瘙痒或干燥的贫血患者。

十全大补汤
适用于气血不足者,对于恶性贫血、再生障碍性贫血有效。

穴位

胃肠功能不佳时,对足三里穴施灸有较好疗效。妇科系统功能减弱时,可以对三阴交、血海穴进行灸治。气血不足者,适合对阳池、足三里穴施灸。

足三里
从外膝眼穴(下肢用力蹬直时膝盖下面内外侧均可见一凹陷,为内、外膝眼穴)往下4横指宽处。

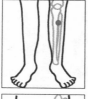

三阴交
从内踝尖上移4指宽处,在骨头的后缘。

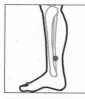

血海
请家人将左(右)手掌心对准你的右(左)膝顶端,拇指和食指成45°角,拇指指尖所在的大腿肌肉隆起处就是血海穴。

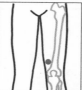

阳池
腕关节背侧横纹中,正对中指与无名指指缝,可触及凹陷。

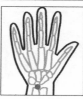

药膳

胃肠功能虚弱时,建议食用胡萝卜、山药、梅干、红枣等。气血不足、妇科系统功能降低、经期贫血的人,可以食用动物肝脏、金针菜、菠菜、红花、西洋参、虫草等。金针菜的含铁量是菠菜的20倍,非常适合用来改善贫血。新鲜金针菜要用开水焯过,再用清水浸泡2个小时以上,以便清除其内含的有毒物质秋水仙碱。

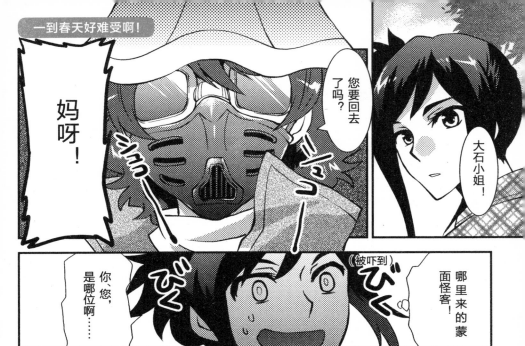

妈呀！

您要回去了吗？

大石小姐！

哪里来的蒙面怪客！

（被吓到）

你，您，是哪位啊……

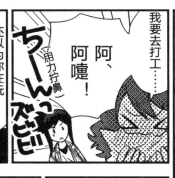

我要去打工……

阿、阿嚏！

（用力拧鼻）

是我啦！我！

森、森同学！

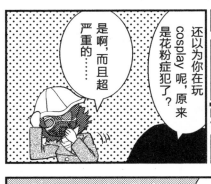

还以为你在玩cosplay呢，原来是花粉症犯了？

是啊，而且超严重的……

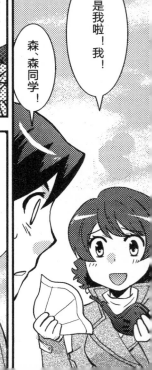

所以一定不能让花粉沾在身上啊。

再见……

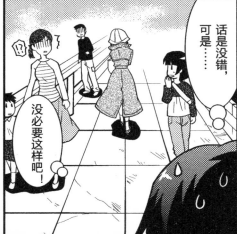

话是没错，可是……

没必要这样吧！

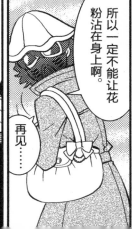

花粉症

花粉症好发于春季,是由于对花粉过敏而引起的以呼吸道和皮肤黏膜症状为主要表现的一组疾病。患者可出现鼻痒、鼻塞、打喷嚏、流清鼻涕、咽痒、咳嗽、哮喘、呼吸困难、眼痒及皮肤症状。此外,除了树木的花絮外,尘螨、霉菌随风飞扬,也会使人发生致敏反应。

中药

葛根汤加川芎、辛夷
可抑制鼻黏膜的炎症,适用于打喷嚏、流涕不止,伴头痛者。

葛根汤合十味败毒汤
适用于鼻痒严重、打喷嚏、流涕不止,伴身体酸楚不适者。

小青龙汤
适用于持续性咳嗽、流泪、打喷嚏、流涕不止,伴身体发冷者。

麻黄附子细辛汤
适用于上述"小青龙汤证"加重的情况。

黄连解毒汤合十味败毒汤
适用于眼睛严重瘙痒,流泪,伴有低热者。

穴位

鼻部症状明显时,可以对上星穴进行指压;支气管症状明显时,要对身柱穴进行指压;眼部症状明显时,可以对合谷穴进行指压。

身柱
从大椎穴往下数第 3 个脊骨下的凹陷处。

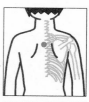

上星
从额头中央发际往上移 1 个拇指宽度的位置。

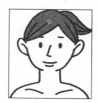

合谷
手背虎口处。 将一手拇指的指关节横纹压在另一手虎口指蹼缘上,弯曲拇指,拇指尖下即是。

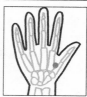

药膳

季节交替的早春,咽喉、鼻子、眼睛的黏膜容易充血,因此饮食习惯对防治花粉症十分重要。 结合中西医学的观点,含具有抗氧化作用的维生素 A、维生素 C、维生素 E 以及多酚、类黄酮较多的食物,如紫苏、枸杞、洋葱、萝卜、芹菜、青葱、生姜、菊花、薄荷、藿香、莲子、百合根、糙米、荞麦等,适合花粉症患者食用。

虚弱体质

虚弱体质,中医称之为虚证,其原因或是受之于父母的先天之气不够充足,或是来源于饮食等方面的后天之气补充不足。通常表现为气、血、津液不足以及循环不佳,临床上多见胃肠系统或呼吸系统功能减弱。

中药

人参汤
适用于胃肠虚弱,平素食欲不振,受凉后易胃痛、腹泻者。

六君子汤
适用于胃肠虚弱,消化不良,容易腹泻,伴胃内停水证(参见本书第 135 页),时有胸闷者。

补中益气汤
适用于易患感冒,感冒后不易好,平时怕冷、容易腹泻者。

小青龙汤
适用于平时易犯鼻炎,常流清鼻涕,头痛,头晕者。

穴位

胃肠系统功能虚弱者,可以对胃俞、脾俞穴施灸,强健脾胃。呼吸系统功能虚弱者,可以对身柱、肺俞穴施灸,也可以用布摩擦后背两侧肩胛骨中央区域,对增强呼吸系统功能很有益处。

胃俞
从平行于两肩胛骨下缘的脊骨往下移 5 个脊骨,该脊骨的两侧即是。

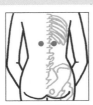

脾俞
从平行于两肩胛骨下缘的脊骨往下移 4 个脊骨,该脊骨的两侧即是。

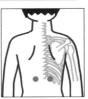

身柱
从大椎穴(约与肩平齐,低头时隆起的硬骨下缘凹陷处)往下数第 3 个脊骨下的凹陷处。

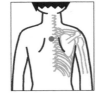

肺俞
身柱穴往左右各旁开 1 个半拇指宽处。

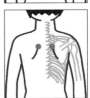

药膳

胃肠功能不好的人吃饭要注意定时定量,细嚼慢咽,且心情要放松。可以吃甘味的水果和蔬菜,如苹果、荔枝、桂圆、桃、菠菜、南瓜、山药等。人体内如果缺硒,会导致人体的抗感染能力降低,容易患流感、肺炎等疾病。因此呼吸系统功能差的人要注意多进食富含硒的食物,如糙米、莲藕、百合、枸杞、白萝卜、裙带菜、鱼、虾、动物肾脏等。

浮肿

本应排出体外的多余水分囤积在细胞内，就会形成浮肿。除了心脏病或肾脏病之外，女性经期荷尔蒙分泌失调也会造成浮肿。有心脏病的情况通常是下肢出现浮肿，有肾脏病的情况通常是眼睑及面部出现浮肿。中医称浮肿为"水肿"。人体内流动着维持生命的"气""血""水（津液）"，如果"水"的循环出现问题，就会引起"水肿"。治疗上一般从受风、寒、湿等"邪气"影响而引起的水肿和因肾虚而引起的水肿两种情况进行考虑。

中药

麻黄汤
适用于受风寒之邪侵袭，脸部或全身出现浮肿，伴有怕冷、发热者。

防己黄芪汤
适用于因湿邪侵袭致下半身浮肿，伴有脸色苍白、皮肤缺乏弹性、尿量少、怕冷者。

五苓散
适用于肾虚浮肿，伴小便不利、口干者。

八味丸
适用于肾虚浮肿，怕冷严重，夜间尿频者。

越婢加术汤 / 麻杏薏甘汤
适用于过于肥胖出现下半身浮肿者。

穴位

上半身浮肿者，灸合谷、涌泉穴，改善水分代谢。下半身浮肿者，灸足三里、三阴交穴，并从上至下对双腿进行按摩。

合谷
手背虎口处。将一手拇指的指关节横纹压在另一手虎口指蹼缘上，弯曲拇指，拇指尖下即是。

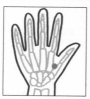

涌泉
足 5 趾屈曲时，足底掌心前部凹陷处。

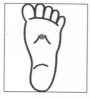

足三里
从外膝眼穴（下肢用力蹬直时膝盖下面内外侧均可见一凹陷，为内、外膝眼穴）往下 4 横指宽处。

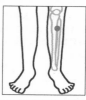

三阴交
从内踝尖上移 4 横指宽处，在骨头的后缘。

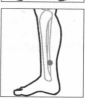

药膳

改善水分代谢对浮肿的治疗相当重要，所以建议食用具有利尿作用的食材，如红豆、薏米、芸豆、西瓜、冬瓜、丝瓜、鲫鱼、蛤蜊等。糯米、银杏具有抑制排尿的作用，所以应稍加控制。红豆薏米鲫鱼汤、冬瓜蛤蜊汤都是除湿利尿的传统药膳。

糖尿病

糖尿病被称为"现代文明病",也常被称为"富贵病"。中医称糖尿病为"消渴",古代大量医籍对其都有记载,认为"常食酒肉甘味者易患"。中医根据病情的不同将该病分为"上消""中消""下消"三个类型。简单说来,"上消"病情以多饮为主,"中消"病情以多食为主,"下消"病情以多尿为主。"三消"分型,对辨治消渴有一定指导价值,但在临床上"三消"症状往往互见,故治疗不可过于拘泥。

中药

五苓散、柴苓汤
适用于口干多饮的"上消"型。

白虎加人参汤
适用于多食易饥的"中消"型,可伴有口干、消瘦、容易疲劳、脸色发黄等。

八味丸
适用于尿频量多、尿色浑浊的"下消"型,可伴有手脚发凉、脸色发黑、腰膝酸软等。

六味丸
适用于多饮、多食、多尿的"三消"混合型,可伴有消瘦、盗汗、面红、烦热、手足心热等。

穴位

对胃俞、脾俞穴施灸,可以有效改善胰岛功能。足三里穴能够调整胃肠功能,改善异常食欲。三焦俞穴有促进新陈代谢的作用。

脾俞
从平行于两肩胛骨下缘的脊骨往下移 4 个脊骨,该脊骨的两侧即是。

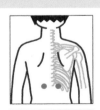

三焦俞
从平行于两肩胛骨下缘的脊骨往下移 6 个脊骨,该脊骨的两侧即是。

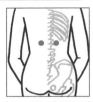

胃俞
从平行于两肩胛骨下缘的脊骨往下移 5 个脊骨,该脊骨的两侧即是。

足三里
从外膝眼穴(下肢用力蹬直时膝盖下面内外侧均可见一凹陷,为内、外膝眼穴)往下 4 横指宽处。

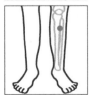

药膳

饮食管理对治疗糖尿病非常重要。请严格遵照专家的指导吧。好好利用白萝卜、西红柿、羊栖菜、魔芋、裙带菜等这类热量较低并容易得到饱腹感的食物。适合糖尿病人的食物还有菠菜、油菜、小白菜、山药、豌豆以及南瓜、黄瓜、冬瓜、苦瓜等瓜类蔬菜。控制糖分的同时也要控制盐分的摄入,因为吃口味重的菜时,人就会想多吃米饭。

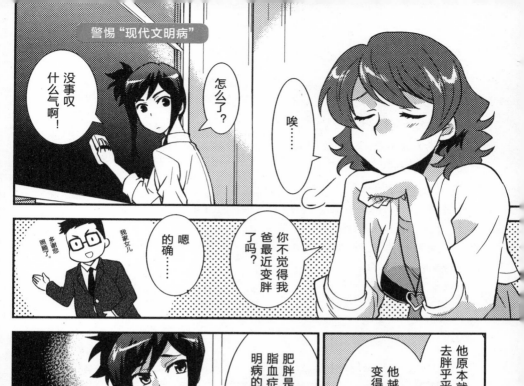

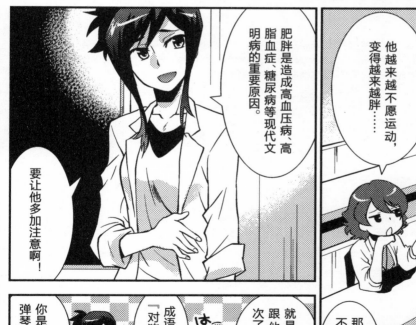

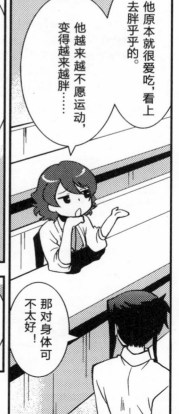

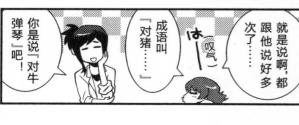

肥胖

吃的东西一样，为什么有的人会胖，有的人就不胖，这与人的体质有关。根据体质的不同，中医从气、血、水（津液）三个方面来应对肥胖。气郁型，是一有精神压力就想吃的类型。血瘀型，是伴有月经不调或切除子宫、卵巢的类型。水滞型，就是所谓的虚胖体质。

中药

抑肝散
适用于气郁型肥胖，具有疏肝理气、安神定志的作用。

大柴胡汤合桂枝茯苓丸
适用于瘀血型肥胖，特别是瘀血证明显，如皮肤易起青斑、月经夹杂黑血块者。大柴胡汤能消除便秘，促进脂肪代谢；桂枝茯苓丸可消除瘀血，促进血液循环。

三黄泻心汤
适用于以上两型肥胖，或气郁化火，或久瘀生燥，出现口臭、口疮、便秘、痔疮者。

越婢加术汤、麻杏薏甘汤
适用于水滞型，也就是虚胖型体质的人，能改善人体水分代谢。

防风通圣散
适用于啤酒肚类型的肥胖者。此类型一般兼有气郁、瘀血、水滞的情况。

穴位

对于气郁型肥胖，可以对百会、劳宫穴进行指压。对于瘀血型肥胖，可以对肝俞穴进行灸治。对于水滞型肥胖，可从下往上按摩小腿，促进经络的流通，消除虚胖。耳朵的胃点是抑制食欲、有助瘦身的穴位，但如果有便秘的情况，治疗效果则会减半。

百会
位于头部正中线与两耳尖连线的交点处。

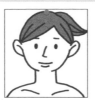

劳宫
握拳屈指时，中指和无名指指端之间的掌心处。

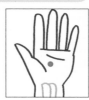

肝俞
从平行于两肩胛骨下缘的脊骨往下移2个脊骨，该脊骨的两侧即是。

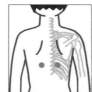

胃点
耳轮脚消失处，基本处于耳朵中央。

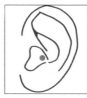

药膳

具有镇静安神作用的紫苏、百合根、芹菜、苦瓜、艾叶、酸枣仁等食材对气郁型肥胖者较为适合。对于瘀血型肥胖，韭菜、鸭血、红花、益母草、决明子、柏子仁等是制作药膳的材料；对于水分代谢不良的水滞型，薏米、冬瓜、黄瓜、芡实、芸豆等，可以在饮食中搭配应用。苦瓜、茄子是理想的低热量减肥食品。苦瓜有抑制食欲、促进排便的特点。茄子含有大量的抗氧化剂，能加快体内的新陈代谢，还有增加饱腹感的特点。

高血压

从中医的角度，高血压分为三种："气郁型"高血压——与精神压力有关；"水滞型"高血压——与肾脏疾病有关；"瘀血型"高血压——原发性高血压。治疗上就相应地给予改善气血循环，促进水分代谢等处理。

中药

桂枝茯苓丸
适用于高血压伴有上热下寒证（头热脚冷）、面潮红、头痛、头晕、肩颈僵硬者。伴有便秘者，服核桃承气汤。

三黄泻心汤
适用于高血压伴有宿便、皮肤紫黑、痤疮反复发作者。

八味丸
适用于老年高血压伴有夜间频尿、口干严重、腰膝酸软无力者。

五苓散
适用于高血压伴有口干、小便不利、容易浮肿者。

真武汤
适用于高血压伴有手脚发凉、浮肿、头晕者。

柴胡加龙骨牡蛎汤
适用于高血压伴有心悸、胸闷、强烈不安感、失眠、便秘者。

加味逍遥散
适用于高血压伴有焦躁易怒、面红目赤、口苦、口干、食欲不振者。

穴位

治疗高血压，可以依次对百会、天柱、肩井、涌泉穴施灸，务必按照从头到脚的顺序进行。要灸至穴位周围的皮肤感到温热为止。

百会
头部正中线与两耳尖连线的交点处。

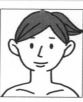

肩井
肩膀中央最高的隆起处，与乳头在一条垂直线上。

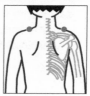

天柱
后发际中央旁开 1 个拇指宽处，较粗肌肉的外侧凹陷处。

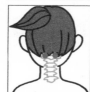

涌泉
足 5 趾屈曲时，足底掌心前部凹陷处。

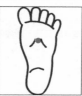

药膳

患了高血压，控制盐分、动物性脂肪的摄取非常重要。芹菜、番茄、荠菜、苋菜、海带、木耳、菊花、决明子、荷叶等具有降低血压的效果。每天吃几个新鲜的西红柿，或者榨汁喝对高血压患者大有益处。可以把芹菜茎叶切碎，和大米一起熬粥，也可以把荠菜、苋菜晒干后泡水代茶饮。

盗汗

盗汗是指有的人入睡后开始出汗,但是在睡醒后自然而然地停止出汗的现象。"盗"有偷盗的意思,形容每当人入睡,或刚一闭眼而将入睡之时,汗液就像盗贼一样偷偷地"溜"出来。盗汗常见于虚弱体质者、水分代谢不良者、身积内热者以及因慢性病导致身体虚弱者。严重的盗汗需要治疗。

中药

防己黄芪汤
适用于水分代谢不良,脸色苍白,容易疲劳,下半身易出现盗汗、浮肿者。

补中益气汤
适用于盗汗,伴有胃肠虚弱,食欲不振,容易疲劳,或伴有胃下垂、子宫下垂者。

柴胡桂枝干姜汤
适用于罹患哮喘、支气管炎或感冒后,久不愈而出现盗汗者。

白虎加人参汤
适用于体内有积热而引发盗汗、口干者。

穴位

虚弱体质者,可以对足三里穴进行指压或施灸;水分代谢不良者,可以对脾俞穴进行指压或灸治;体质虚弱伴有哮喘、支气管炎的人,则可以刺激身柱穴。

脾俞
从平行于两肩胛骨下缘的脊骨往下移4个脊骨,该脊骨的两侧即是。

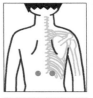

足三里
从外膝眼穴(下肢用力蹬直时膝盖下面内外侧均可见一凹陷,为内、外膝眼穴)往下4横指宽处。

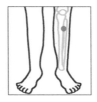

身柱
从大椎穴(低头时颈后高骨下缘)往下数第3个脊骨下的凹陷处。

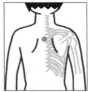

药膳

体质虚弱的人容易盗汗,所以应食用强健肠胃、增强体质的食物,如山药、南瓜、鸡肉、核桃、栗子、桂圆、黑芝麻、黑豆等。浮小麦、糯米、山楂、银杏也有敛汗的作用。心功能降低,容易出现盗汗的情况,可以用西洋参、麦冬泡水代茶饮。体内有积热时,可食用白萝卜、冬瓜等食物,也可以把白白的西瓜皮部分切出来,清炒或凉拌。

皮肤瘙痒

皮肤瘙痒，也被称为皮肤瘙痒症。不同于湿疹、荨麻疹等皮肤疾病，它从皮肤外表看起来没有什么异常。它常发生在高龄者或孕妇身上，而且容易在干燥的冬天加重。中医认为，身体内部的状态会反映在皮肤上。皮肤瘙痒也不例外，因此中医通过调整身体内部的状态来对皮肤瘙痒症进行治疗。

中药

八味丸
适用于皮肤瘙痒，伴夜间尿频、腰腿无力、皮肤发暗且干燥的高龄患者。

白虎加人参汤
适用于体温一升高或皮肤一受热就感觉瘙痒严重者。

当归饮子
适用于皮肤干燥，严重时可出现龟裂的皮肤瘙痒症，也可用于治疗因冻伤而引起的瘙痒。

温清饮
由养血润燥的四物汤和清热凉血的黄连解毒汤组合化裁而成，适用于皮肤干燥、紫黑，感觉皮肤瘙痒、发热者。

穴位

皮肤干燥、瘙痒时，会变得较为敏感，因此不适合使用对皮肤带来较大刺激的穴位疗法。要防止皮肤干燥，可涂抹山茶油、荷荷芭油和马油等。

药膳

避免食用辣味食物、含酒精饮料等刺激性的食物，以及容易引起过敏的虾、扇贝、鱼卵等食物。甜味食物，即便是自制果酱或纯天然的甜菜糖、黑砂糖、蜂蜜也要适量食用。日常饮食尽可能选择涩味不大的黄绿色蔬菜，以糙米之类作为主食。老年性皮肤瘙痒症，可食用具有补肾作用的黑豆、山药等食材。黑豆具有很好的补肾作用，直接将其煮至软烂，饮用其汤汁即可，但不要添加糖。建议把黑豆炒熟，趁热浸泡在醋里制成醋黑豆，每天吃 10 颗左右。如果伴有荨麻疹或异位性皮肤炎，则要避免食用山药。

青春痘、肌肤粗糙

中医讲，"肌肤是内脏的镜子"。如果身体状况不好的话，就会容易长痤疮，皮肤容易粗糙。便秘引起的青春痘，容易出现在鼻子上。有的女孩在月经前容易出现肌肤粗糙，额头或下巴长青春痘的现象，这往往是血循环不良造成的。此外，过食油腻的食物、睡眠质量不好也是容易出现皮肤问题的重要原因。

中药

三黄泻心汤
适用于青春痘或肌肤粗糙，伴烦躁、口舌生疮、皮肤暗沉、慢性便秘、粪便发黑且臭味强烈者。

桃核承气汤
适用于青春痘肿痛明显，不易消，或皮肤发黑、干燥、瘙痒，伴便秘严重者。

半夏泻心汤
适用于胃肠功能失调，口唇周围易生青春痘，皮肤干燥起皮者。

桂枝茯苓丸
适用于青春痘或肌肤粗糙，经期加重，伴月经不调、痛经者。

穴位

鼻子长青春痘，可以对内庭、厉兑、合谷穴施灸；额头或下巴长青春痘，要对三阴交、血海穴进行灸治。

合谷
手背虎口处。 将一手拇指的指关节横纹压在另一手虎口指蹼缘上，弯曲拇指，拇指尖下即是。

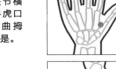

内庭
脚背第 2、3 趾缝间，趾蹼缘向上移半个拇指宽凹陷处。

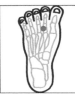

三阴交
从内踝尖上移 4 指宽处，在骨头的后缘。

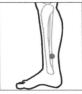

厉兑
脚第 2 趾的趾甲根部（靠第 3 趾侧）。

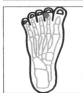

血海
请家人将左（右）手掌心对准你的右（左）膝顶端，拇指和食指成 45°角，拇指指尖所在的大腿肌肉隆起处就是血海穴。

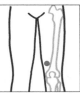

药膳

容易长青春痘或肌肤粗糙的人，日常的饮食注意事项可以参照"皮肤瘙痒"一节。此外，含锌食物可以有效防止毛囊角化，促进上皮细胞增殖，在一定程度上调节汗腺分泌，从而促进青春痘的消除。芝麻、小米、莲子、核桃、花生、萝卜、南瓜、大白菜等富含锌。 血糖指数与血脂合成密切相关，因此要减少饮食中白米饭和白面条的比例，并用全谷物代替一半的主食，例如燕麦片、小米粥等，这些食物可以大大降低血糖对食物的反应。

痛经、月经不调

月经容易受周围环境和压力的影响，如果只是一两个月出现痛经或月经失调的状况就不必慌张。中医对痛经、月经不调主要从瘀血、血不足、气不足三个方面进行调治。体内有瘀血时，子宫周围的血循环会变差，导致月经提前、痛经、月经带有血块等。血不足时，会造成经血量变少、颜色变淡，月经往后延迟。气不足则会导致月经紊乱，甚至闭经。

中药

桂枝茯苓丸
适用于痛经或月经不调，伴头热脚冷、焦虑、烦躁，或经期容易头痛、肩膀痛，或精神压力增大即症状加重者。

桃核承气汤
适用于上述"桂枝茯苓丸证"伴有便秘者。

当归芍药散
适用于痛经或月经不调，伴下半身发冷或浮肿者。

芎归胶艾汤
适用于经血淋漓不净者。

温清饮
适用于子宫内膜异位症导致的痛经或月经不调。

补中益气汤
适用于胃肠虚弱，体力不足，且有自汗症状的痛经或月经不调者。

穴位

中封穴是对痛经和生殖器官疼痛有治疗作用的穴位。对三阴交、血海穴施灸，不仅对痛经有效，而且对月经不调也很有作用。特别是三阴交穴，是治疗妇科疾病的特效穴。

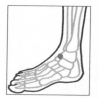

中封
脚内踝前 1 个拇指宽处凹陷。

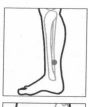

三阴交
从内踝尖上移 4 指宽处，在骨头的后缘。

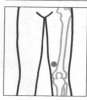

血海
请家人将左（右）手掌心对准你的右（左）膝顶端，拇指和食指成 45°角，拇指指尖所在的大腿肌肉隆起处就是血海穴。

药膳

益母草、红花对治疗瘀血证有有很好的效果，可以泡水代茶饮。益母草具有通经作用，对月经不调和痛经尤其有效。红花则有改善血液循环的作用，对寒性体质或贫血也有效。 此外，黑木耳和艾叶对于治疗痛经和月经不调也是不错的食物。 木耳可净化血液，艾草则有止血作用和通经作用。可以取干艾叶 5~10 克，加入 500 毫升水，煮至 250~300 毫升后饮用。

虚冷是女性的大敌

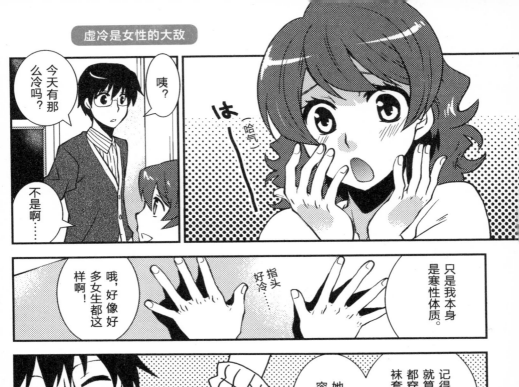

今天有那么冷吗？

咦？

不是啊……

只是我本身是寒性体质。

哦，好像好多女生都这样啊！

指头好冷……

记得我家姐姐就算夏天时也都穿着暖腿的袜套。

她说这样不容易冷！

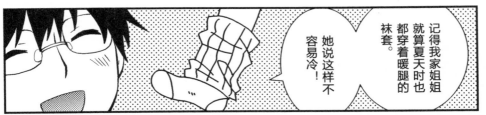

中医认为虚冷算是女性万病之源。

大石小姐。

那有没有解决的好方法？

这个嘛……

那就先了解一下具有暖体作用的食材吧。

暖体的食材？

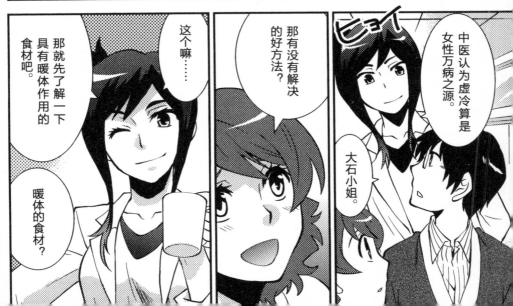

寒性体质（虚冷）

寒性体质（虚冷）多见于女性，常表现为腰部和腿部容易发冷，甚至有的人夏天睡觉也要穿袜子。

造成寒性体质的原因主要有：胃肠系统功能虚弱、肾与膀胱系统功能降低、妇科器官系统功能不强。胃肠虚弱、容易腹泻时，就要健胃整肠，改善气的循环。肾与膀胱虚弱，水分代谢不佳，出现尿频、浮肿时，就要改善水循环。妇科器官虚弱，出现月经不调、痛经时，就要改善血循环。

中药

人参汤
适用于胃肠系统功能虚弱者。

附子人参汤
适用于胃肠系统功能虚弱，身体发冷严重者。

苓姜术甘汤
适用于肾与膀胱系统虚弱，腰部以下冷得仿佛浸泡于凉水中者。

八味丸
适用于寒性体质，伴有腰腿无力、夜间尿频者。

当归芍药散
适用于妇科器官系统虚弱，血液循环不佳，容易浮肿、全身发冷者。

四物汤
被誉为"妇科圣药"，适用于妇科器官系统虚弱，皮肤发黑、粗糙者。

穴位

胃肠系统功能较弱的人，可以刺激能强健胃肠功能的代表性穴位——足三里穴；肾、膀胱系统功能较弱的人，可以刺激特效穴位——涌泉穴；妇科器官系统较弱的人，可刺激"妇科名穴"三阴交穴。此外，对于发冷同时伴有上火的情况，即上热下寒证，可以刺激太冲穴。

足三里
从外膝眼穴（下肢用力蹬直时膝盖下面内外侧均可见一凹陷，为内、外膝眼穴）往下4横指宽处。

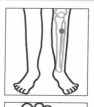

三阴交
从内踝尖上移4指宽处，在骨头的后缘。

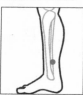

涌泉
足5趾屈曲时，足底掌心前部凹陷处。

太冲
将脚第1、2趾并拢，从两趾连接处往脚背移2横指宽凹陷处。

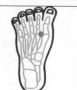

药膳

肾、膀胱系统功能较弱的人，可以食用补肾三黑核桃粥，食材有黑芝麻、黑豆、黑米和核桃。胃肠系统功能较弱的人，可以食用健脾四神猪肚汤，食材有茯苓、山药、芡实、莲子、猪肚等。妇科器官系统较弱的人，可以将养血润燥的阿胶做成阿胶糕、固元膏、阿胶牛奶、阿胶粥等食用。

女性常见不适
不 孕

　　适合接受中医治疗的女性不孕的情况是：男方没有问题，女性子宫和卵巢没有严重疾病且排卵正常，但是仍不能怀孕。中医认为，女性行经、怀孕、分娩、泌乳等人体机能，都要依赖"血"的运作。如果有瘀血或血虚的情况，这些功能活动便不能顺利进行。因此治疗瘀血和血虚，是治疗的关键。

中药

中药

桂枝茯苓丸
适用于不孕，伴有月经不调或痛经，经血中有暗黑色血块（瘀血），或伴有头热脚冷等症状者。

当归芍药散
适用于不孕，伴月经延迟，下半身发冷、容易浮肿者。

芎归胶艾汤
适用于月经出血过多或贫血，不容易受孕者。

四物汤
适用于不孕，伴贫血，面色㿠白，四肢发冷的寒性体质者。

温清饮
适应于妇科器官系统功能不佳，或患有子宫内膜异位症，伴有贫血、肤色紫黑、手脚时冷时热的不孕者。

穴位

治疗不孕可以对三阴交、血海、三焦俞、小肠俞穴进行灸治。三阴交穴是治疗妇科疾病的特效穴。三焦俞、小肠俞穴能有效改善月经不调。

三阴交
从内踝尖上移 4 指宽处，在骨头的后缘。

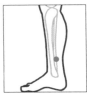

三焦俞
从平行于两肩胛骨下缘的脊骨往下移 6 个脊骨，该脊骨的两侧即是。

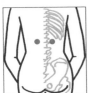

血海
请家人将左（右）手掌心对准你的右（左）膝顶端，拇指和食指成 45°角，拇指指尖所在的大腿肌肉隆起处就是血海穴。

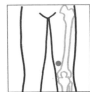

小肠俞
平行于骨盆上缘的脊骨下方，第 1 和第 2 个突起骨之间，位居两侧。

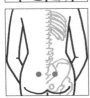

药膳

不易受孕的人，最好不要食用蔬果沙拉之类生的食物，因为它们会起到寒体的作用。能暖体、促进血行的食物可以增强妇科器官系统功能，有助于受孕。羊肉有补血、强体的作用。可以取羊肉 150 克，黑豆 15 克，花椒 3 粒，茴香 3 克，当归 4 克，放到一起煮汤食用。此汤对于产后恢复也很适合。

妊娠反应

妊娠反应是一种在怀孕后六周左右发生，到怀孕四个月左右自然好转的生理现象，常表现为恶心、呕吐、食欲不振、烧心等，让孕妇感觉非常不舒服。中医认为，妊娠反应非常容易发生在胃肠虚弱、寒性体质、水分代谢不佳的人身上。

中药

小半夏加茯苓汤
止吐的名方，适用于胃内停水证（见本书第135页）。伴有头晕或心悸时亦可应用。

五苓散
适用于水分代谢不良造成的妊娠反应，伴喉咙干渴但喝水即吐者。

半夏厚朴汤
适用于心理过于敏感，总感觉喉咙中有东西堵塞，不吐不快者。

茯苓饮
适用于胃肠虚弱或寒性体质，食欲不振，怕冷，恶心、呕吐频繁发作者。

穴位

治疗妊娠反应，可以对中脘、神门、阳陵泉三穴进行灸治。中脘穴可以改善多种胃肠症状，如食欲不振、恶心、呕吐等；神门穴有安定神志的作用，是一个适合治疗因心理过于敏感导致妊娠反应的穴位；阳陵泉穴则对缓解呕吐有很好的疗效。

神门
腕关节掌侧横纹小指端，可触及凹陷。

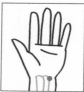

中脘
胸骨下端与肚脐连线的中点。

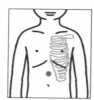

阳陵泉
位于膝盖外侧腓骨小头前下凹陷处。

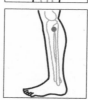

药膳

生姜、梅干、陈皮都可以缓解恶心、呕吐感。可以把切薄的姜片稍微烤一下，含在嘴里能有效抑制恶心感。也可以二比一的比例，将梅干肉和生姜末混合装瓶备用，感到恶心想吐时，吃一勺可有效止吐。陈皮是晒干了的柑橘皮，可以取3克陈皮，加500毫升水，煮至约一半水量，放凉后待感觉恶心时饮用。

头痛

头痛，有时是罹患重大疾病的信号，所以头痛严重时，务必去医院接受专科医师诊治。排除重大疾病的慢性头痛，适合接受中医治疗。

> **中药** 肩颈僵硬严重而引起头痛时，服用葛根汤。胃肠虚弱，一受寒就突然头痛者，服用吴茱萸汤。寒性体质，经期容易头痛的人，可以服用当归芍药散。头痛伴有上热下寒、肩颈僵硬、头晕时，服用桂枝茯苓丸。腹部发冷、心悸、有胃内停水证（见本书第135页）者，可以服用半夏白术天麻汤。
>
> **穴位** 利用灸疗或指压的方式刺激百会、肩井穴。务必按百会→肩井的顺序进行，而且两侧穴位都要进行。此外，风池穴也是治疗头痛、头晕的有效穴位。
>
> **药膳** 一受寒就头痛，可饮生姜红糖水，或将紫苏加入红茶中饮用。慢性头痛，可用红花泡水喝，或服用三七粉。

上火

中医认为，体内令人不快的燥热感，是因为"内火"旺盛，而上火便是这股"内火"上升到头面部的表现。长期处于精神压力大的状态下，气循环会出现问题。这些运行失常的气便容易上升，而气的上升也会带动血的上升，就会引起上火。

> **中药** 焦虑、头痛、肩颈僵硬时，服用桂枝茯苓丸；如果伴有便秘时，服用桃核承气汤。头重、头晕、心悸、精神不安时，服用加味逍遥散。焦虑、情绪起伏大、便秘、高血压、腋下至上腹部有不适感时，服用柴胡加龙骨牡蛎汤。眼睛充血、高血压、精神不安、头痛时，服用钓藤散。
>
> **穴位** 对百会、劳宫穴施灸或指压。
>
> **药膳** 梨、猕猴桃、芹菜、西蓝花、芥蓝、苦瓜、黄瓜、菊花、莲子、绿豆、鸭肉等都是清热降火的食材。

头晕

头晕的人，大多伴有肩颈僵硬、血压升高、胃内停水证（见本书第135页）、水分代谢不佳的表现，需针对具体的病情进行治疗。血压升高造成的头晕必须特别注意。

> **中药** 头晕，伴有胸闷、恶心、胃内停水证时，服用苓桂术甘汤。恶心，伴有心悸、怕冷、手脚发凉、夜间尿频时，服用真武汤。颈椎病导致的头晕，要服用葛根汤。头晕、头胀、焦虑时，服用桂枝加龙骨牡蛎汤；同时还伴有便秘时，服用柴胡加龙骨牡蛎汤。头晕，伴有头热脚冷或月经不调时，服用桂枝茯苓丸；同时还伴有便秘时，服用桃核承气汤。
>
> **穴位** 依次对百会→天柱→肩井→水分→肾俞各穴施灸或指压。
>
> **药膳** 冬瓜、丝瓜、白萝卜、芹菜、黑木耳、金橘、猕猴桃、海蜇、鲫鱼、蛤蜊、菊花、荷叶等都是适宜的食材。每日用干丝瓜叶6～9克泡水喝，对缓解头晕也有效。

其他不适

动 悸

一提到动悸,大家首先会想到"心悸"吧。实际上,对一些人来说,其他部位如肚脐周围也曾出现过跳得难受的经历吧。中医并不将动悸只看作心脏的问题。胸口动悸,要改善水分代谢;如果是肚脐处产生动悸,则要调整胃肠功能。

> **中药** 心悸、胸闷,伴强烈不安感时,服用柴朴汤,它对心律不整、心血管神经官能症也有效;如果同时伴有上火症状时,则要服用加味逍遥散。胸口感觉动悸,伴头晕、气喘时,服用苓桂术甘汤。肚脐周围感觉动悸,甚至上冲至胸口时,服用苓桂甘枣汤、甘麦大枣汤;如果同时伴有精神不安时,服用桂枝加龙骨牡蛎汤。
>
> **穴位** 治疗动悸,可对百会、肩井、脾俞穴进行灸治。精神不安感强烈时,可灸劳宫、涌泉两穴。
>
> **药膳** 小米、大枣、莲子、百合、桂圆、核桃、酸枣仁、鹌鹑蛋、芹菜等都是有安定精神作用的食材。可以将芹菜打成汁,倒入杯中,依个人喜好加入蜂蜜饮用。

其他不适

耳 鸣

如果是中耳炎、脑肿瘤等特定疾病引起的耳鸣,要以治疗原发病为先。原因不明确时,推荐中医治疗。中医主要从肾气衰弱、气循环不良、水分代谢不佳这三个方面来采取治疗方法。

> **中药** 高龄者、病后、体质虚弱的人,容易因肾气衰弱产生耳鸣,常伴有腰腿无力、怕冷、皮肤干燥、夜间尿频等症状,可以服用八味丸。若因精神压力等原因导致气循环出现问题,导致耳鸣,常伴有胸闷、焦躁、精神不安等症状,可以服用柴胡加龙骨牡蛎汤。耳鸣,头晕,胸口动悸,有胃内停水证(见本书第135页)者,可以服用改善水分代谢的苓桂术甘汤。
>
> **穴位** 利用施灸或指压方式,刺激听会、耳门、中渚穴。中渚穴对治疗重听也有效。
>
> **药膳** 多吃含锌的食物,如山药、南瓜、黑豆、黑芝麻、葵花籽、核桃、桂圆、猪肝、牡蛎等,有改善耳鸣的作用。

其他不适

忧郁症

抑郁症,被称为"精神感冒",早期治疗非常重要。中医认为"忧思伤脾",反之,脾气虚弱了,又会造成胸胁苦满或胸口动悸,引发或加重精神不安。长期的月经不调也是诱发抑郁症的原因。

> **中药** 更年期综合征或月经不调,有忧郁症状,伴有上火或胸口动悸时,服用对轻度忧郁症非常有效的加味逍遥散。烦恼多,伴失眠,精神不安、健忘、心悸、贫血时,服用加味归脾汤。情绪焦躁,伴胸胁苦满、失眠时,服用桂枝加龙骨牡蛎汤。总是感到心里不踏实,伴上火、心悸时,服用苓桂甘枣汤。
>
> **穴位** 可对百会、劳宫、肩井穴施灸。
>
> **药膳** 紫苏、百合根、大枣可安定精神。可以把百合根焯一下,加入切碎的紫苏叶、去核的梅干一起吃。

失 眠

失眠的表现多种多样，比如躺下之后不能很快睡着，睡眠较浅，经常做梦，半夜醒了的话怎么也睡不着，早上醒得早等等。因为睡眠没有满足感，所以白天会受到倦怠感的侵袭。

中医认为失眠是因为气、血、津液的循环异常所引起。

中药 爱操心导致失眠，不安感强烈，伴体力不足，容易疲劳的人，可以服用桂枝加龙骨牡蛎汤；对于症状相同，但体力不错，经常便秘的人，可以服用柴胡加龙骨牡蛎汤。失眠、不安感强烈、胸闷时，服用栀子豉汤。失眠，伴潮热、心悸时，服用加味逍遥散。明明很累却睡不着时，服用酸枣仁汤。贫血，倦怠却难以入睡时，服用加味归脾汤。水分代谢差，从肚脐至胸口感到动悸而无法入睡时，服用苓桂术甘汤。四肢发凉，夜尿频，导致无法入睡时，服用真武汤。

穴位 失眠穴适合治疗各种类型的失眠，可以对其施灸或指压。

药膳 奇异果、桂圆、酸枣仁、莲子都是安定情绪，改善睡眠的食材。可以把酸枣仁捣碎，与干桂圆肉一起煮水，睡前半小时饮用。

口腔炎

口腔炎，包括口腔黏膜红肿和多发性溃疡。中医认为，口腔炎不仅仅是口腔的毛病，还是全身状态的反映，如胃肠积热等。

中药 暴饮暴食造成胃肠积热后，会形成口腔炎，并伴有腹胀、便秘，可以服用三黄泻心汤；没有便秘者，则服用黄连解毒汤。喉咙发炎会波及口腔，引起口腔炎，可以服用驱风解毒汤。容易疲劳、体力不足、口腔炎反复发作者，可以服用补中益气汤。

穴位 治疗口腔炎可以对中脘、内庭穴施灸。如果连喉咙都肿痛时，则还要对孔最穴施灸。

药膳 多吃富含维生素 C、维生素 B_1、维生素 B_2 的果蔬，如奇异果、柿子、番茄、茄子、苦瓜、胡萝卜、白菜等。可以将番茄汁、苦瓜汁含口中，每次含数分钟，一日多次。也可以从柿饼上取柿霜，用开水冲服或加入粥中服用。

视力减退

现代人因为长时间使用电脑和手机等，容易用眼过度，所以即使是年轻人，现在也开始苦恼于视力减退。中医认为，"五脏六腑之精皆上注于目"，而"肝"开窍于目，"肾"主藏精，因此"肝""肾"的功能与视力密切相关。

中药 视力减退，伴眼睛容易充血时，服用清肝明目的黄连解毒汤合五苓散；伴有胃内停水证（见本书第135页），或肚脐至胸口有动悸感，为肾功能下降导致水分代谢不良而引起，服用苓桂术甘汤。因高龄或生病等情况导致肾功能变弱的话，不仅视力减退，腰腿也会变得无力，通常还会出现尿频或尿不尽的情况，对此可以服用八味丸。对于年纪轻轻，却肩颈酸硬得厉害，并且视力减弱的情况，可以服用葛根汤。

穴位 首先要充分揉开颈部或肩膀的肌肉，然后用两手食指对睛明穴进行按压，之后沿着眉毛下方的骨头一直按摩至太阳穴；对太阳穴按摩完毕后，再沿着眼睛下方的骨头一直按摩到睛明穴。肝功能虚弱时，可对行间穴进行指压。肾功能不好则按压水泉穴。

药膳 菊花、莲子、桑叶、决明子有清肝明目的作用，桑葚、枸杞、桂圆有滋养肝肾的功能，可以搭配组合泡水代茶饮。鲍鱼、蛤仔、蚬贝等富含牛磺酸，对缓解眼睛疲劳、预防视力减退有效。

特应性皮炎

本病是现代医学不容易根治的疾病。过去认为该病是受遗传因素影响而发病，现在的观点认为，生活环境同样能对该病的发生产生影响。中医认为本病为"湿邪""热邪""瘀血"为患，对其采取针对性的治疗，往往收到满意效果。

中药 患部发热、瘙痒感强烈，伴口干者，服用白虎汤；伴患部皮肤粗糙时，服用白虎加人参汤。患部瘙痒，伴手心或脚心皮肤干裂时，服用白虎汤合十味败毒汤；如果单独饮用十味败毒汤，会使症状出现暂时性的恶化，所以一定要和白虎汤一起饮用。患部瘙痒、潮湿，或伴有排尿困难、容易浮肿的情况，服用越婢加术汤。患部发热、瘙痒，伴皮肤粗糙、紫黑，口干时，服用温清饮。温清饮，是由能养血和血的四物汤和清热效果明显的黄连解毒汤组合而来。

穴位 严禁以灸或指压的方式刺激患部，不建议采用穴位疗法。

药膳 目前的国际共识认为，90% 以上的食物过敏病例与以下食物有关：鸡蛋、牛奶、鱼、硬壳类食物（虾、蟹、贝类）、花生、坚果、小麦、大豆。对此应加以注意。可用藕节 30 克煮水代茶饮，若加入土茯苓 10 克效果更好。

更年期综合征

明明没得什么病，但是却感觉脸发热、焦躁不安、突然出汗、动悸、失眠、容易疲劳等

这些多发生于女性闭经期前后的表现，称为更年期综合征。近年来，更年期综合征在 50 岁左右的男性中间也较为多见，这可能与家庭、社会的压力增大有关吧。

中药 出现头热脚冷、胸闷、焦虑、肩颈僵硬等症状时，服用桂枝茯苓丸；同时伴有便秘时，服用桃核承气汤。出现头重、头晕、心悸、脸发热、失眠、精神不安、容易疲劳等症状时，服用加味逍遥散。出现精神不安、梅核气（感觉喉咙好像被某种东西堵住似的）时，服用半夏厚朴汤。烦躁、焦虑、肚脐附近有动悸感时，服用苓桂甘枣汤。

穴位 不安感强烈时，可按照百会→劳宫的顺序施灸或指压。脸发热、胸闷情况严重时，按照百会→涌泉的顺序施灸或指压。失眠、心悸时，按照百会→失眠穴的顺序施灸或指压。

药膳 木耳、淡菜、燕窝、百合、莲子、甲鱼、鸭肉、蚌肉等都适合有更年期综合征表现的人食用。可以取百合、莲子、酸枣仁、粳米煮粥，也可以取小麦 30 克，红枣 10 颗，甘草 10 克，加水熬制，每日早晚各服 1 次，具有安神除烦的作用，适用于更年期出现面热、出汗、烦躁、心悸、失眠、忧郁、易怒、健忘者。

精力减退

慢性疲劳或代谢异常等全身性疾病，常会造成人的精力减退。到了一定的年龄，很多人虽然没有上述疾病，但还是免不了出现精力减退的现象。中医认为精力减退的原因为：肾气变得虚弱；精神压力造成气的运行不良；先天体质较弱。

中药 神疲倦怠，腰膝无力，怕冷，夜间尿频，皮肤干燥者，服用八味丸。抗压能力差，一有压力就失眠，容易疲劳、排尿困难时，服用清心莲子饮。虚弱体质，伴有低血压、贫血时，可以服用十全大补汤。胃肠虚弱，容易疲劳、腹泻时，服用小建中汤。

穴位 可以对肾俞、小肠俞、曲泉穴施灸。

药膳 山药是可以补充精力的食物，在日本被称为"山里长的鳗鱼"。枸杞的果实被称为"长生不老果"，枸杞的叶也有补充精力的作用，可以抓一小撮枸杞子和枸杞叶，加水煎之代茶饮。

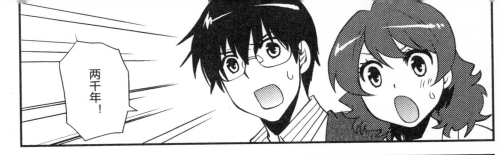

两千年！

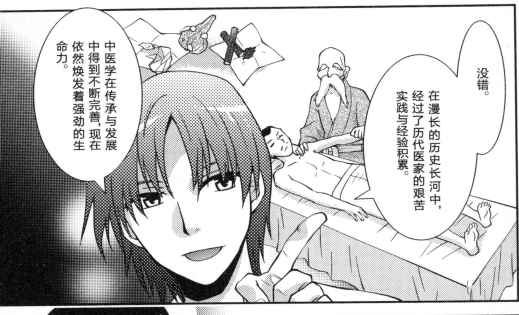

中医学在传承与发展中得到不断完善，现在依然焕发着强劲的生命力。

没错。

在漫长的历史长河中，经过了历代医家的艰苦实践与经验积累。

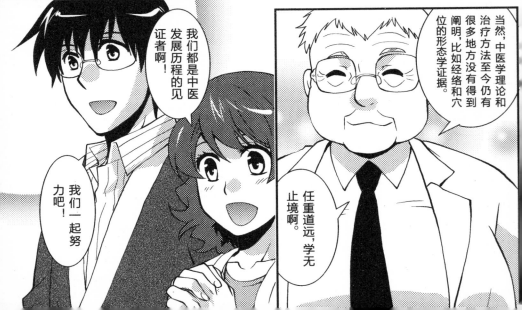

我们都是中医发展历程的见证者啊！

我们一起努力吧！

当然，中医学理论和治疗方法至今仍有很多地方没有得到阐明，比如经络和穴位的形态学证据。

任重道远，学无止境啊。

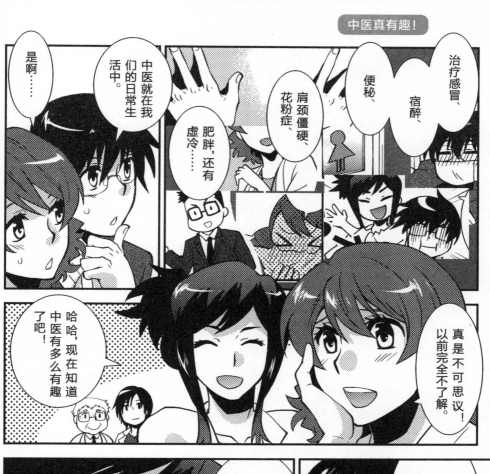

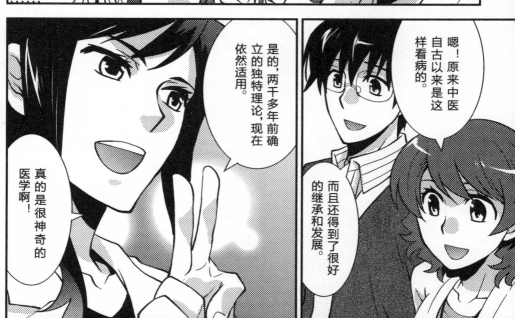

后记

　　为了让本书阅读起来更轻松,尤其是适合年青一代,我在写作过程中求得很多人的帮助。

　　本书漫画和插画的构思得到了横滨药科大学执行董事都筑繁利先生的协助。漫画中出现的指导教授井田光善的原型,即为横滨药科大学汉方和汉药调查研究中心的伊田善光教授。该中心的研究员、汉方联盟理事大石雅子小姐负责全书整体的架构设计。她同时还是本书的漫画人物大石有纪的原型。该研究中心右近保先生和小松一准教授协助收集相关资料。梅屋敷三田·爽心牧场负责漫画的具体绘制工作。

　　另外,本书各部分资料的确认,由汉方平和堂的工作人员(西岛启晃、木村喜美代、玲木信弘、川本寿则、山田智裕、田野惠、青木满)利用业务空当提供协助。尤其是山田智裕先生,承担取穴位置、穴位标注的核准工作,非常辛苦。

　　在临床医学方面,采纳了根本安人、青木浩义、降旗隆二、川屿浩一郎四位医师提出的建议。

　　对以上诸位,深表感谢。

　　最后,我还要感谢图书制作精良,允许我任性拖稿的池田书店编辑部。

根本幸夫

主要参考文献

1. 王冰 . 素问·王冰注（全 2 册）. 林亿他新 , 校 . 中国台湾中华书局 ,1992.

2. 灵枢经 . 中国台湾中华书局 ,1969.

3. 日本汉方协会学术部 . 伤寒杂病论东洋学术出版社·（伤寒论·金匮要略）,1990.

4. 多纪元简 . 伤寒论辑义 . 出版科学综合研究所 ,1979.

5. 多纪元简 . 金匮要略辑义 . 出版科学综合研究所 ,1979.

6. 成都中医学院 , 中国中医研究院 , 广东中医学院 . 中国汉方医语辞典 . 中医学基本用语翻译委员会 , 译 . 中国汉方出版 ,1987.

7. 西山英雄 . 汉方医语辞典 . 创元社 ,1975.

8. 佐竹元吉 , 伊田喜光 , 根本幸夫 , 昭和汉方生药研究会 . 汉方 210 处方药解说 . 时报社 ,2003.

9. 伊田喜光 , 根本幸夫 , 鸟居塚和生 . 伤寒·金匮药物事典 . 万来舍 ,2006.

10. 伊田喜光 , 根本幸夫 , 横浜药科大学 . 汉方药膳学 . 万来舍 ,2012.

11. 杨日超 . 中医八纲解说 . 根本幸夫 , 译 . 自然社 ,1979.

12. 平马直树 , 兵头明 . 中医学的基础 . 东洋学术出版社 ,1995 年 .

13. 神户中医学研究会 . 中医学入门 . 医齿药出版 ,1981.

14. 杨日超 . 温病研究 . 根本幸夫 , 译 . 出版科学综合研究所 ,1978.

15. 天津中医学院 , 学校法人后藤学园 . 针灸学·基础篇 . 兵头明 , 学校法人后藤中医学研究室 , 译 . 东洋学术出版社 ,1991.

16. 新村胜资 , 土屋宪明 . 古典针灸学入门——亲近经典 . 医道日本社 ,1997.

17. 傅维康 . 中国医学史 . 川井正久 , 译 . 东洋学术出版社 ,1997.

18. 杨日超 . 中医诊断学与汉方疗法 . 中国医药学院东京研分社 ,1976.

19. 神户中医学研究会 . 中医临床舌诊与脉诊 . 医齿药出版 ,1989.

20. 山西医学院李丁 , 天津中医学院 . 针灸经穴辞典 . 浅川要 , 生田智惠子 , 木田洋 , 横山瑞生 , 译 . 东洋学术出版社 ,1987.

21. 经络治疗学会 . 日本针灸医学（经络治疗·基础篇）. 经络治疗学会 ,2003.

22. 教科书执笔小委员会 , 社团法人东洋疗法学校协会 . 经络释穴概论 . 医道日本社 ,1992.

23. 日本理疗科教员连盟·社团法人东洋疗法学校协会 , 教科书执笔小委员会 , 第 2 次日本释穴委员会 . 新版经络释穴概论 . 医道日本社 ,2009.

24. 根本光人 , 根本幸夫 , 根井养智 . 阴阳五行说——探源与发微 . 药业时报社 ,1991.

25. 根本幸夫 . 汉方与春夏秋冬 . 药局新闻社 ,1995.

26. 根本幸夫 . 轻松读懂东洋医学 . 观奇出版 ,2005.

27. 根本幸夫 . 实用东洋医学 . 池田书店 ,2008.

28. 根本幸夫 . 常见病与东洋医学 .PHP 研究所 ,2009.

29. 紫图 . 图解黄帝内经 . 陕西师范大学出版社 ,2006.

30. 经络十讲 . 香港商务印书馆 ,1978.

31. 南京中医学院彭卫仁 . 中医方剂大辞典 . 人民卫生出版社 ,1997.

图书在版编目（CIP）数据

医医道来：中医原来这么有趣！ /（日）根本幸夫著；
王锡兰等译 .— 青岛：青岛出版社，2020.11
　　ISBN 978-7-5552-8746-9

　　Ⅰ. ①医… Ⅱ. ①根… ②王… Ⅲ. ①中国医药学－
图解 Ⅳ. ① R2-64

　　中国版本图书馆 CIP 数据核字 (2020) 第 005179 号

MANGA DE WAKARU TOUYOUIGAKU
Copyright ©️ 2013 by Nemoto Yukio
First published in Japan in 2013 by IKEDA Publishing Co., Ltd.
Simplified Chinese translation rights arranged with PHP Institute, Inc.
through CREEK & RIVER CO.,LTD. and CREEK & RIVER SHANGHAI CO., Ltd.

山东省版权局著作权合同登记号 图字：15-2019-334 号

书　　名	医医道来：中医原来这么有趣！
著　　者	[日]根本幸夫
漫　　画	[日]梅屋敷三田·爽心牧场
编　　译	王锡兰　康夫仁　高　媛
审　　订	宋爱莉　周永利
出版发行	青岛出版社
社　　址	青岛市海尔路 182 号（266061）
本社网址	http : //www.qdpub.com
邮购电话	0532- 68068091
责任编辑	傅刚　E-mail : qdpubjk@163.com
封面设计	光合时代
插　　图	田中小百合
摄　　影	前川健彦
撰稿助理	安在太郎
编辑助理	宝爱伊岛
照　　排	青岛新华印刷有限公司
印　　刷	青岛新华印刷有限公司
出版日期	2020 年 11 月第 1 版　2023 年 3 月第 2 次印刷
开　　本	32 开（148mm ×210mm）
印　　张	7.5
字　　数	200 千
书　　号	ISBN 978-7-5552-8746-9
定　　价	39.80 元

编校印装质量、盗版监督服务电话　4006532017　　0532-68068638
建议陈列类别：大众健康